Annette Breucker

SCHMUSEKISSEN KISSENSCHLACHT

Spiele zum Toben und Entspannen

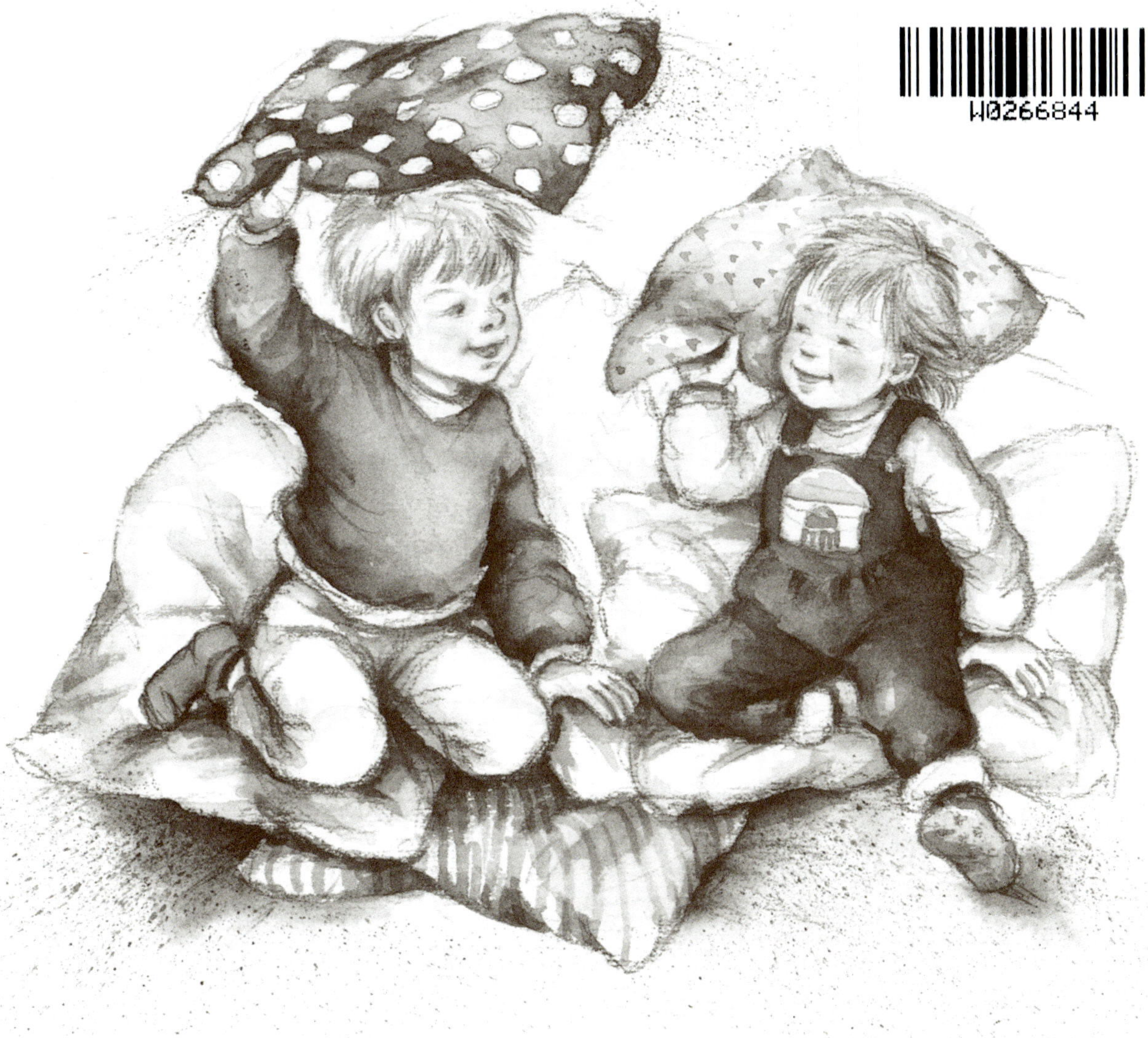

Illustration: Susanne Szesny

Ökotopia Verlag Münster

Impressum:

Autorin:
Annette Breucker

Titelgrafil und Illustration
Susanne Szescny, Duisburg

Herausgeber:
Spiel- und Kulturwerkstatt Rhinozeros

ISBN 978-3-925169-50-2

Herstellung

Satz:
stattwerk e.G., Essen

7. Auflage, 2009

Inhalt:

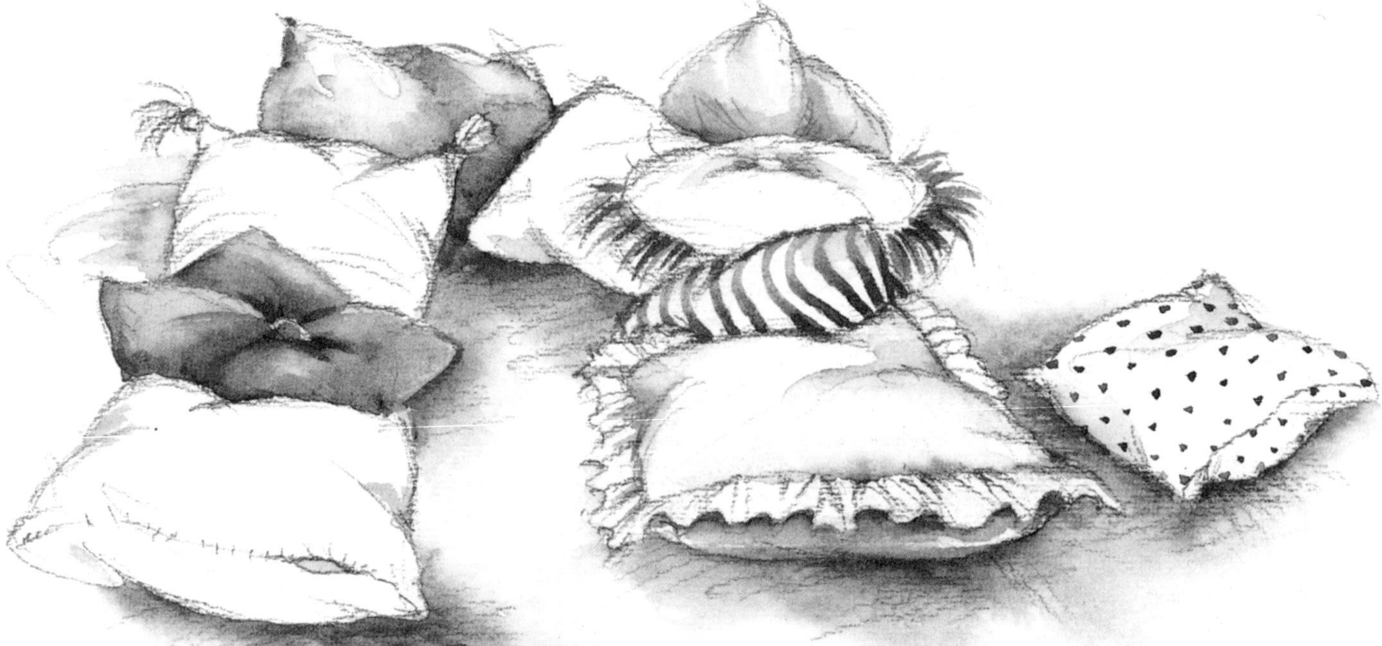

Vorwort

Vom Toben zum Schmusen – einleitende Gedanken zum Umgang mit Aggressivität im Spiel

„Das Spiel war erst kurze Zeit im Gange, als einige Kinder sich zunehmend aggressiv verhielten, andere ärgerten, sich entgegen den Spielregeln verhielten, den Ball einfach wegschleuderten und ähnliches. Ich (die Spielleitung) fühlte mich immer hilfloser und mußte das Spiel schließlich abbrechen.“

„Nachdem wir einige Zeit ausgelassen getobt hatten, wußte ich nicht, wie ich die Kinder wieder zur Ruhe bringen sollte. Sie waren so ausgelassen und aufgedreht und mir fehlten die Ideen für ein ruhiges Spiel, das jetzt angebracht war.“

„Manchmal wollen unsere Kinder einfach nur toben, sich prügeln und raufen. Besonders die kleineren und zurückhaltenden Kinder haben oft darunter zu leiden. Ich greife dann meistens ein, obwohl ich ja auch sehr gerne tobe. Aber das geht doch nicht.“

Viele werden solche oder ähnliche Situationen schon einmal erlebt haben. Oft stehen wir hilflos daneben, wissen nicht, was wir tun sollen und reagieren am Ende vielfach doch so, daß wir eingreifen, Spiele abbrechen, selber „toben“, lauter werden, also selbst aggressiv werden.
Die Angst, nicht mehr Herr/Frau der Lage zu sein, die Kontrolle zu verlieren, überlagert unser Verständnis für das Bedürfnis der Kinder, sich mal so richtig auszutoben und abzureagieren.
Es wird ja schließlich auch in unserer Gesellschaft gefordert, sich selbst in jeder Lage unter Kontrolle zu haben, sich zu beherrschen, sich nicht gehen zu lassen.

Gerade im Kindergarten und Hort, in der Schule, aber auch in Ferienfreizeiten oder zu Hause, gehören diese Erfahrungen zum Alltag.
Die Meinung, Kinder wollen mal „Dampf ablassen“ und sich abreagieren ist weitverbreitet.
Gleiches gilt für die Aussage: „Unsere Kinder werden immer gewalttätiger. Früher was das doch nicht so schlimm.“
Schon hier wird deutlich, daß sich bestimmte Begriffe häufig vermischen oder gar gleichgesetzt werden.
„Dampf ablassen“, sich abreagieren, sich austoben, aggressiv sein, gewalttätig sein, sind nicht das Gleiche, obwohl sie vielfach in einem Atemzug genannt werden.

Betrachtet man einmal näher das Wort „Aggression“ so kann festgestellt werden, daß es in seiner Ursprungsbedeutung nicht mit Gewalt gleichzusetzen ist. Trotzdem wird der Begriff in unserem Sprachgebrauch immer häufiger in die Nähe von Zerstörung, Willkür und Feindseligkeit gestellt.

Wer aber Aggression als eine Kraft versteht, als eine unserer menschlichen Ausdrucksformen, dem wird es möglicherweise leichter fallen, damit umzugehen und sinnvoller darauf zu reagieren.

„Jede Gewalt ist Aggression, aber nicht jede Aggression ist Gewalt. Man kann aggressiv sein, ohne gewalttätig zu sein - das ist eigentlich Zivilisation.“ schreibt Gusti Reichel in ihrem Buch „Lebendig statt brav“. (siehe: Literaturempfehlungen)

Es würde den Rahmen des Buches sprengen, sich in umfangreichem Maße mit dem Begriff „Aggression“ zu befassen.
Ich möchte mich lediglich darauf beschränken, einmal einige Fragen aufzuwerfen, die mir in diesem Zusammenhang wichtig erscheinen und vielleicht Anregungen und Denkanstöße geben.

– Brauchen wir nicht alle Raum, Gefühle in unterschiedlichster Form intensiv auszudrücken?
– Lassen wir alle nicht ab und zu „Dampf ab“ und agieren Gefühle aus? (verbal und non-verbal)
– Sehen wir alle nicht viel zu oft nur das aggressive Verhalten der Kinder, unser eigenes aggressives Verhalten aber nicht?
– Neigen wir nicht alle dazu, uns Gedanken darüber zu machen, wie wir aggressives Verhalten „abstellen“ können?
– Wäre es nicht viel wichtiger, nach möglichen Ursachen für das Verhalten zu fragen (Frustrationen/Neid/mangelnder Bewegungsfreiraum/Angst/Hilflosigkeit...)

Kommen wir noch einmal zur konkreten Spielsituation zurück.
Es gibt keine Patentrezepte für Spielsituationen, in denen das Spiel „ausartet“ und es schwer fällt, wieder zur Ruhe und Entspannung in der Spielgruppe zurückzufinden.

Einige Rahmenbedingungen und Vorüberlegungen können hier dennoch ganz hilfreich sein:

– Geben Sie Kindern genügend Raum und Zeit, sich auszutoben.
– Der Spielraum sollte ausreichend groß und möglichst leer sein (mit Matratzen auslegen). So besteht wenig Verletzungsgefahr.
– Für das Gelingen jedes Spieles ist es wichtig, daß die MitspielerInnen zuhören können, bereit sind miteinander zu kooperieren und Toleranz zu zeigen im Umgang mit den anderen.
  Das ist nicht in jeder Spielsituation und zu jeder Zeit in einer Spielgruppe möglich. Es ist daher ratsam, genügend freie Spielsituationen zu haben, in denen ohne Anleitung gespielt wird.
– Tobespiele müssen nicht immer mit einer großen Gruppe passieren. Kleine Gruppen geben jedem Einzelnen mehr Raum und die Spielleitung hat viel eher die Möglichkeit, auf die Kinder speziell einzugehen und ihre Bedürfnisse zu berücksichtigen.
– Spielregeln können Tobesituationen in einen gewissen, festen Rahmen stellen. Wenn sie eingehalten werden, können sie helfen, Gewalt auszugrenzen.

Wie gelingt es aber, von solchen ausgelassenen Spielsituationen wieder zur Ruhe und Entspannung zu kommen? Oder ist das vielleicht garnicht notwendig?

Aus meiner Spielpraxis erscheint es mir sehr wichtig, beides zu berücksichtigen, einen Wechsel zu haben zwischen Toben und Entspannen.
Jeder Mensch hat auf der einen Seite das Bedürfnis, sich auszutoben, abzureagieren, sich zu bewegen und wild zu sein, auf der anderen Seite aber auch den Wunsch nach Entspannung und Ruhe.

Ruhe und Entspannung beinhalten Körperkontakt, Berührungen und Sinneserfahrungen.
Bereits im Kindergarten ist kognitives Lernen vorrangig, jede Form von affektivem Ausdruck, sei es nun kämpfen oder boxen, sei es nun schmusen oder sich berühren, wird viel zu häufig ausgegrenzt.

Dieses Buch setzt hier an. Bewußt wurde deshalb die Kombination „Schmusekissen - Kissenschlacht" für den Titel gewählt.
Und kaum ein anderes Spielmaterial ist geeigneter, toben und schmusen im Spiel miteinander zu verbinden, als das Kissen.
Kissen bieten sich an zum werfen, schleudern, knuffen, kuscheln, schmusen, sich fallen lassen, zudecken, fühlen .....
Jedem fallen sicher ganz viele Dinge beim Wort „Kissen" ein.
Kissen sind vor allem aber sehr weich. Man kann damit also ruhig toben ohne sich gleich zu verletzen.
Sie sind leicht zu beschaffen. Jeder Mitspieler hat bestimmt einige Kissen zu Hause und bringt sie gerne mit. Schon habt Ihr einen großen Berg Kissen ohne irgendwelchen Kostenaufwand.
Kissen sind unterschiedlich in Farbe und Form. Auch hiermit lassen sich einige tolle Spiele machen.
Und schließlich, ein Raum voller Kissen an sich regt schon die Phantasie und Kreativität der Kinder an.
Die einzelnen Spiele sind mit Altersangaben versehen. Die meisten der hier gesammelten Spiele lassen sich mit allen Altersgruppen durchführen, von Kindern ab 3 Jahren bis zu Jugendlichen und Erwachsenen. Kissenspiele eignen sich also für jeden Spielbegeisterten!
Die Spielideen des ersten und zweiten Kapitels müssen nicht unbedingt miteinander verbunden werden. Es kann selbstverständlich auch *nur* getobt oder *nur* geschmust werden.

Und nun viel Spaß mit „Schmusenkissen und Kissenschlacht"!

Zum Schluß noch eine Anmerkung zur Schreibweise:

Ich bitte um Verständnis dafür, daß ich zu Gunsten der besseren Lesbarkeit des Buches auf die weiblichen Wortwendungen verzichtet habe, also der Spieler anstatt der/die SpielerIn geschrieben habe.
Es wäre schön, wenn hier endlich einmal etwas Neues erfunden würde.
Denn nur immer wieder zu erwähnen, daß natürlich auch alle Frauen angesprochen sind, genügt einfach nicht!

KISSENSCHLACHT

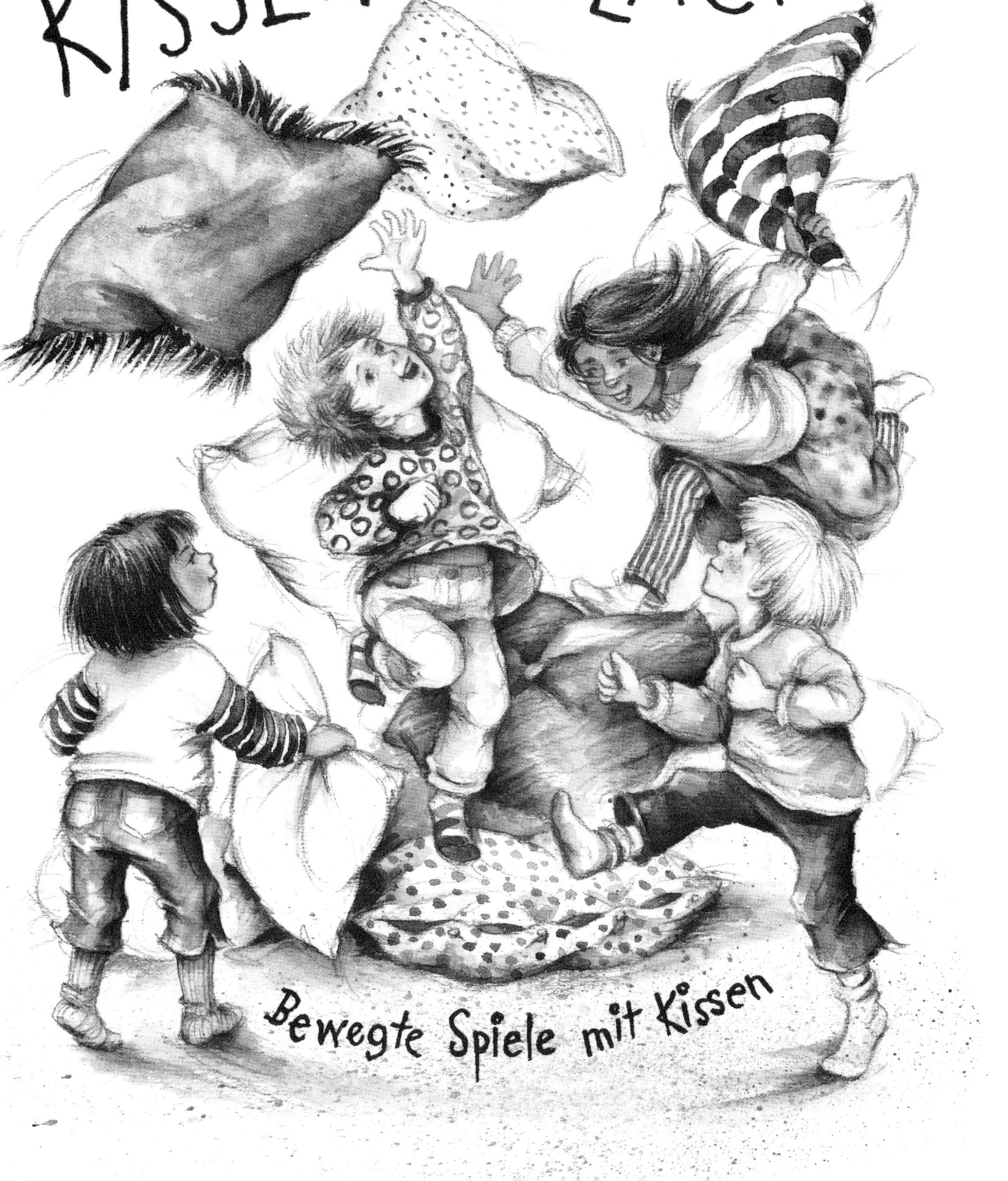

Moskitoschwarm

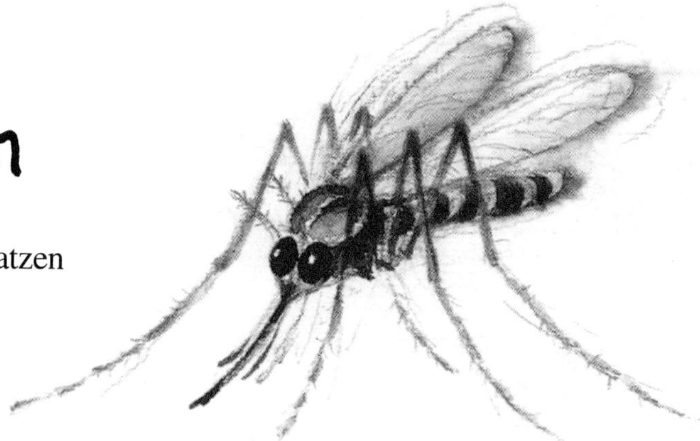

Material: möglichst viele Kissen und Matratzen

MitspielerInnen: 3 und mehr Personen
Alter: ab 3 Jahre

Stellt Euch vor, die Kissen sind gefährliche Moskitos, die Euch ständig in den Po pieken wollen! Da heißt es gut aufpassen und den Po rechtzeitig in Sicherheit bringen.
Denn wer von einem Moskito „gestochen“ wird, der wird laut aufschreien und sich vor Schmerz auf die Matratzen fallen lassen.

Der Raum sollte für dieses Spiel möglichst leer und nur mit Matratzen ausgelegt sein.
In jeder Ecke wimmelt es nur so von „Moskitos“ (= Kissen).

Und schon kann es losgehen. Von allen Seiten schwirren die Moskitos um Euch herum. Dazu darf jeder natürlich die Moskitos losschicken und versuchen, die anderen am Po zu erwischen.
Doch aufgepaßt, Ihr müßt dabei gut Euren eigenen Po schützen! Wer dort getroffen wird, muß sich mit lautem Aufschrei auf eine Matratze werfen und den Po reiben, bevor er wieder mitmischen darf beim lustigen „Moskitoschwarm“.

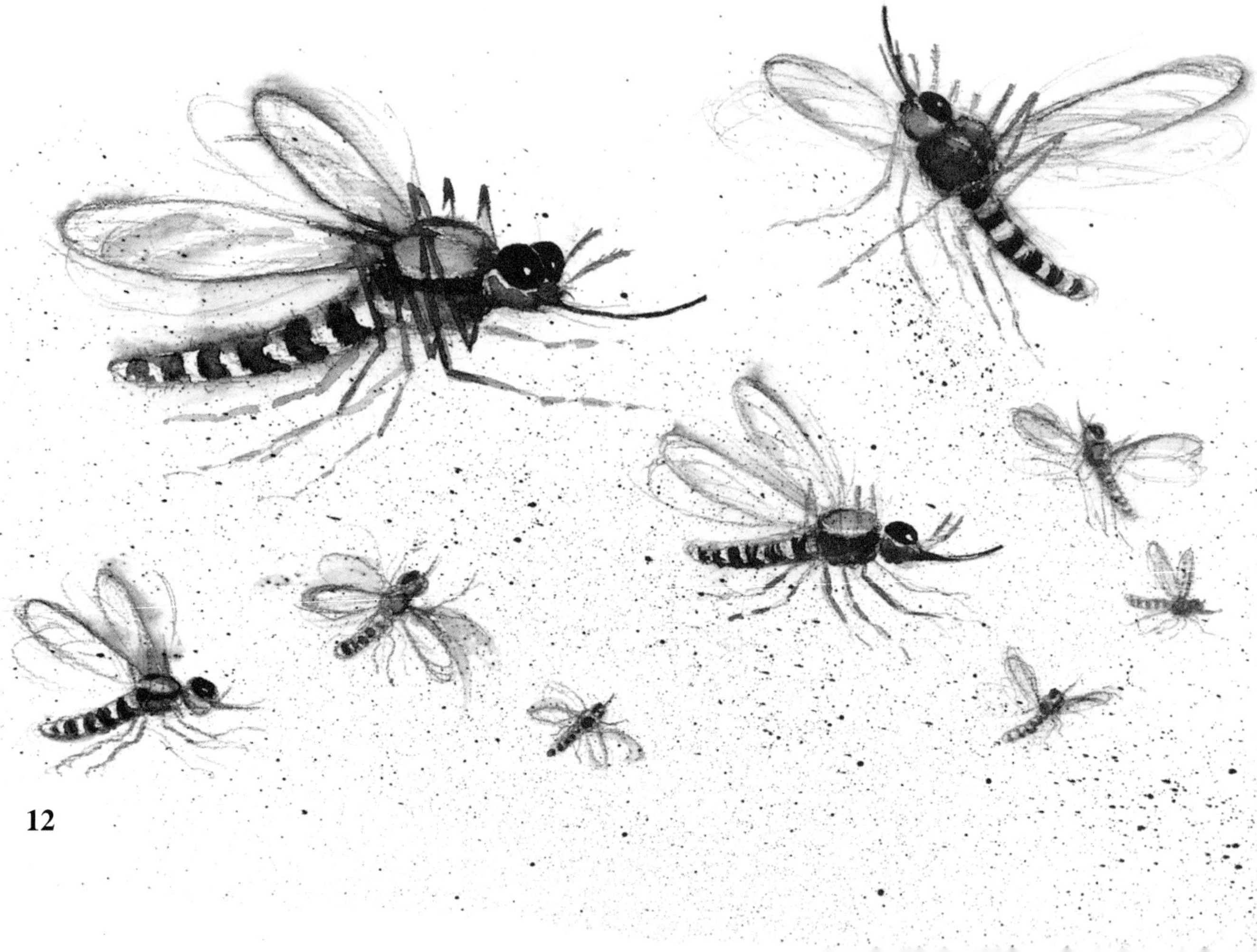

Wilde Kissen

Material: mindestens 50 Kissen

MitspielerInnen: mind. 50 Personen **Alter:** ab 6 Jahre

Bei diesem Großgruppenspiel hat jede Person ein Kissen. In der Mitte des Raumes wird mit Kreide oder Tesa-Krepp ein Kreis mit einem Durchmesser von ca. 3 Metern markiert.
Jeder Spieler erhält zu Beginn von der Spielleitung eine Zahl, die er sich merken muß.
Zu einer schnellen Musik bewegen sich die Spieler mit ihren Kissen durch den Raum.
Bei Musik-Stop bleiben alle stehen und versuchen von ihrem Platz aus ihr Kissen in den Kreis zu werfen. Dabei soll versucht werden, einen schönen, hohen Turm entstehen zu lassen. Jetzt ruft die Spielleitung eine Zahl. Die Person mit der entsprechenden Zahl darf sich nun mit einem Hechtsprung in die Kissen werfen.
Auch können mehrere Zahlen kurz hintereinander gerufen werden.
Dann heißt es aufgepaßt und schnell die Kissenburg verlassen, damit der nächste Platz hat.
Setzt die Musik wieder ein, tanzt jeder mit seinem Kissen weiter.

Kissen fangen

Material: für jedes Paar ein Kissen

MitspielerInnen: zwei und mehr Personen **Alter:** ab 3 Jahre

Die Spieler bilden Paare und stellen sich mit einem gewissen Abstand (dem Alter der Mitspieler entsprechend) gegenüber auf. Jedes Paar erhält ein Kissen.
Einer der beiden legt sich das Kissen auf den Fußrücken und versucht, es dem anderen zuzuspielen, ohne daß das Kissen dabei zu Boden fällt.
Der Partner probiert, das Kissen mit einem Fuß zu fangen.
Ist es Euch gelungen, das Kissen einmal hin und her zu spielen, ohne daß es zu Boden gefallen ist, dürft Ihr den Abstand zwischen Euch vergrößern.

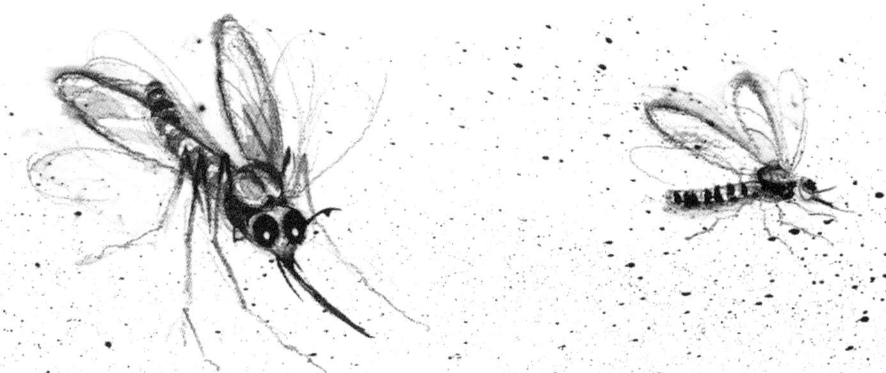

Im Spinnennetz

Material: viele alte Wollreste, ein Kissen

MitspielerInnen: mindestens 10, max. 30 Personen **Alter:** ab 3 Jahre

Mit alten Wollresten, die Ihr sicherlich zu Hause bei Euch findet, läßt sich ein schönes Kissenspiel machen, daß ein wenig Vorbereitung bedarf.
Mit den Wollresten wird kreuz und quer durch den Raum ein Spinnennetz gespannt. Das Netz sollte so gesponnen werden, daß mal ein Stück Wolle hoch dann wieder niedrig verläuft und zwar kreuz und quer durch den Raum. Als Befestigungspunkte können hier Stuhlbeine, Türgriffe, Fensterriegel, Garderobenhaken u.ä. dienen.
Dann teilen wir die Mitspieler in zwei Gruppen ein, die sich an den gegenüberliegenden Seiten des Raumes aufstellen.
In die Mitte des Spinnennetzes legen wir ein Kissen.
Die erste Person jeder Gruppe startet nun und versucht so schnell wie möglich, das Kissen in der Mitte zu erreichen und sich daraufzusetzen. Dazu müssen die beiden unter und über den Wollfäden herklettern. Der erste der beiden erhält für seine Gruppe einen Punkt. Der Verlierer darf nun bei der nächsten Runde für das folgende Paar die Gangart bestimmen (z.B. Krebsgang, mit geschlossenen Augen, rückwärts, seitwärts u.s.w.).

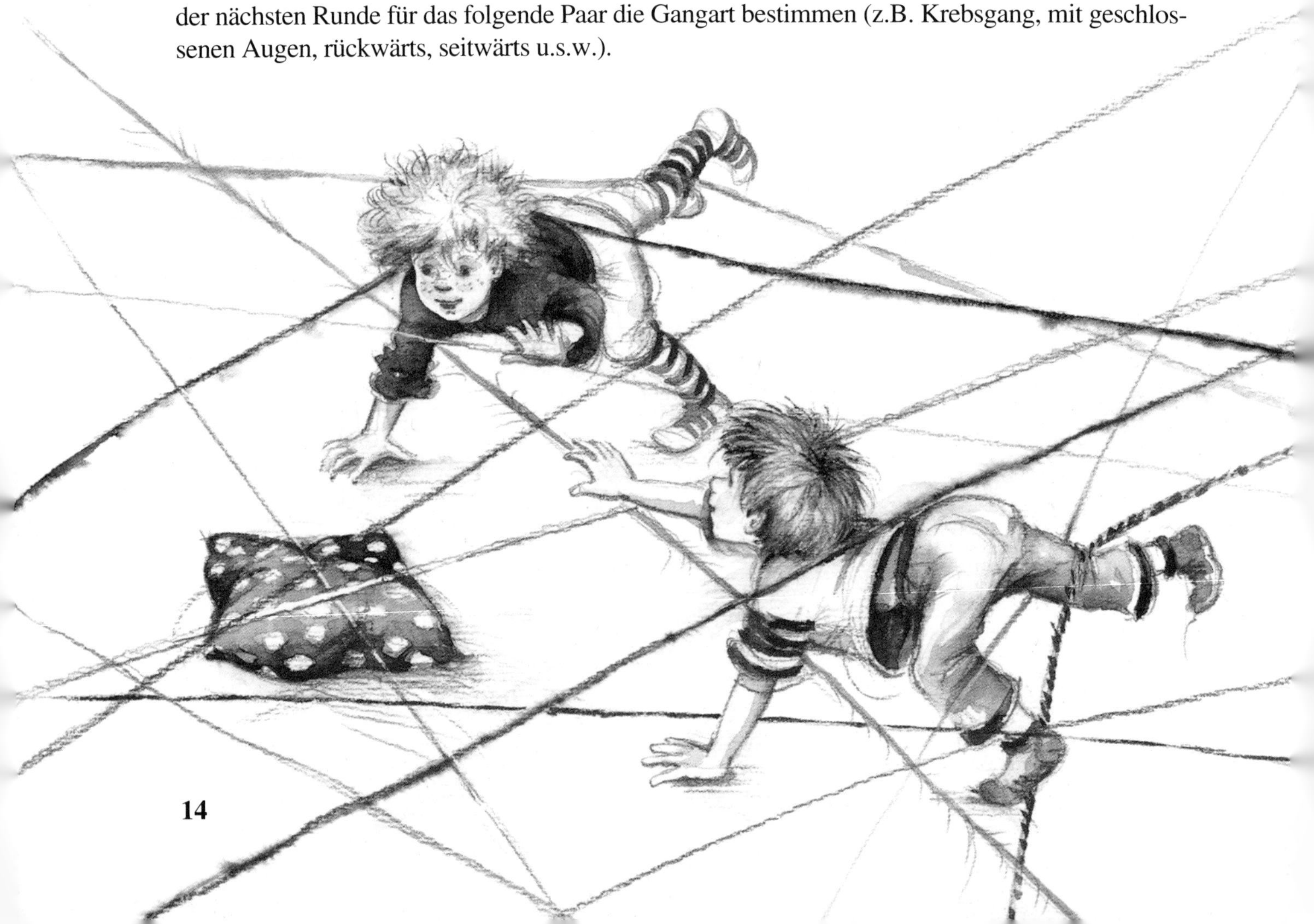

Fliegende Bauten

Material: eine erhöhte Fläche (z.B. ein Tisch, eine Turnbank, ein halbhohes Regal),
Pappkartons in verschiedenen Größen,
Kissen (je nach Anzahl der MitspielerInnen)

MitspielerInnen: eine und mehr Personen **Alter:** ab 3 Jahre

Auf einen Tisch, eine Turnbank oder ein halbhohes Regal werden Pappkartons verschiedener Größe gestapelt.
Mit etwas Klebeband oder Kreide markiert die Spielleitung eine Startlinie. Bei jüngeren Kinder sollte die Startlinie nur ein bis zwei Meter von der Kartonmauer entfernt liegen.
Bei älteren Spielern kann sie ruhig in größerem Abstand liegen.
Die Spieler stellen sich nebeneinander hinter der Linie auf. Vor ihnen liegt ein Berg von Kissen.
Gemeinsam soll jetzt versucht werden, die Kartons von der Turnbank zu befördern.

Varianten des Spiels:

1) Die Kartons werden nebeneinander aufgebaut und mit Zahlen (z.B. von 1 - 5) versehen. Nun soll versucht werden, die Kartons in der richtigen Reihenfolge der Zahlen abzuräumen.

2) Noch schwieriger wird es, wenn jeder alleine einen Versuch startet. Dabei hat er für jeden Versuch nur eine bestimmte Anzahl Kissen zur Verfügung.

Mauer einrennen

Material: sehr viele Kissen

MitspielerInnen: 2 und mehr Personen **Alter:** ab 3 Jahre

Aus Kissen bauen die Spieler gemeinsam eine möglichst hohe Mauer. Zwei Kissenreihen hintereinander können die Mauer stabiler werden lassen.
Auf ein Startzeichen rennen alle mit lautem Gebrüll die Mauer ein.

Voll beladen

Material: je Dreier-Gruppe ein ca. 3 Meter langes Springseil, einige Kissen, evtl. einige Halstücher

MitspielerInnen: drei und mehr Personen **Alter:** ab 3 Jahre

„Seilchen springen" könnt Ihr bestimmt alle. Aber habt Ihr schon einmal versucht, mit einem dicken Bauch oder dickem Po zu hüpfen?
Das ist sehr lustig, aber auch ganz schön beschwerlich.
Die Mitspieler bilden Dreier-Gruppen. Jede Gruppe erhält ein Springseil, 3 - 4 Kissen und nach Bedarf Halstücher.
Zu Beginn wird einer aus der Dreier-Gruppe von den anderen beiden mit Kissen gepolstert. Dazu könnt Ihr ein Kissen als Bauch unter den Pullover stopfen, eines als Po in die Hose stecken, eines könnte ein Buckel auf dem Rücken werden oder auch (mit einem Halstuch befestigt) ein Turban auf dem Kopf.
Bei kleineren Kindern reicht schon ein Kissen.
Anschließend drehen zwei das Springseil und die ausstaffierte Person darf hüpfen.
Puh, das hält niemand lange durch!
Dann wechselt die Rollen.

Von A bis Z

Material: jeweils 8 - 10 Kissen der gleichen Farbe (rote/gelbe/karierte ...). Es ist auch möglich, die Kissen mit unterschiedlich farbigen Klebestreifen zu markieren, wenn nicht so viele bunte Kissen vorhanden sind.

MitspielerInnen: 20 Personen und mehr **Alter:** ab 6 Jahre

Eine wilde Kissenschlacht beginnt, bei der die farbigen Kissen durcheinandergeschleudert werden. Ertönt ein zuvor vereinbartes Signal (Gong, Hupe, Pfeife o.ä.), muß jeder ein Kissen erhaschen und sich mit anderen Mitspielern, die die gleiche Kissenfarbe haben, zu einer Gruppe zusammenstellen. Die Spielleitung ruft einen Buchstaben aus, zum Beispiel ein „B".
Mit ihren Kissen versuchen die Gruppen möglichst schnell, den gefragten Buchstaben gemeinsam auf dem Boden auszulegen. Alle Kissen müssen dazu eingebaut werden.
Setzt die Musik wieder ein, so startet die nächste Spielrunde mit einer Kissenschlacht.

Musikalische Kissenreise

Material: Kissen in verschiedenen Farben (mehrere Kissen der gleichen Farbe); die Anzahl der Kissen richtet sich nach der Anzahl der Mitspieler; unterschiedliche Instrumente (z.B. Flöte, Heuler, Rassel, Glocke, zwei Topfdeckel, Trommel).

MitspielerInnen: ein und mehr Personen

Alter: ab 3 Jahre

Auf dem Boden des Raumes legt die Spielleitung farblich unterschiedliche Kissen aus. Um die Kissen sollte immer etwas Abstand gelassen werden.

Wir werden zu einem kleinen Spaziergang eingeladen. Dabei sollen alle auf die nacheinander einsetzenden Instrumente mit einer Bewegung reagieren. Jedem Instrument wird zu Beginn eine Kissenfarbe zugeordnet.

Also:

Flöte: Alle suchen sich schnell ein rotes Kissen, stellen sich darauf und bewegen sich dort wie eine zischelnde Schlange.

Trommel: Die Mitspieler suchen sich ein blaues Kissen und stampfen darauf wie dicke Elefanten.

Rassel: Auf gelben Kissen suchen wir Schutz vor nahenden Gespenstern und kauern uns dort eng mit einigen zusammen.

Glocke: Wir pendeln auf den grünen Kissen wie große Glocken hin und her.

Natürlich sind auch andere Instrumente und Bewegungen möglich.
Die Spieler bewegen sich nun um die Kissen herum. Setzt ein Instrument ein, so suchen sich alle möglichst schnell einen Platz auf einem Kissen mit der zugeordneten Farbe.
Setzt beispielsweise die Trommel ein, stellen sich die Mitspieler auf die blauen Kissen. Auch mehrere Personen dürfen auf einem Kissen zusammenstehen. Dort stampfen sie dann wie die Elefanten.
Hört das Instrumentenspiel auf oder setzt ein anderes Instrument ein, so verlassen die Spieler das blaue Kissen und laufen wieder um die Kissen herum bzw. wechseln zu einem anderen Kissen.
Das Tempo, in dem die Instrumente aufeinanderfolgen, sollte von der Spielleitung nach und nach gesteigert werden.

Es fliegt was in der Luft

Material: eine lange Schnur (z.B. Zauberschnur), je Spielpaar 1 Halstuch (Größe: ca. 80 x 80 cm), 1 Kissen

MitspielerInnen: gerade Anzahl an MitspielerInnen, mindestens 12 Personen

Alter: ab 6 Jahre

Für dieses Spiel benötigt Ihr ein fest abgestecktes Spielfeld.
In der Mitte wird eine Schnur quer gespannt in ca. 1,5 - 2 Meter Höhe.
Zwei gleichgroße Gruppen verteilen sich auf die beiden Spielfelder.
Die Gruppenmitglieder gehen zu Paaren zusammen und jedes Paar erhält ein Halstuch, daß es an den 4 Ecken anfaßt und so zwischen sich spannt.
Jetzt kann's losgehen!
Der Spielgegenstand ist ein Kissen, das über die Schnur gespielt werden muß. Die Gruppenmitglieder dürfen sich das Kissen bis zu dreimal zuspielen, ehe es ins andere Spielfeld befördert wird. Dabei darf nur mit den Tüchern gefangen und weitergeschleudert werden.
Aber Ihr könnt Körperteile (Schultern/ Kopf/ Fuß) zu Hilfe nehmen, um das Kissen in ein Halstuch zu kicken. Landet das Kissen auf dem Boden oder außerhalb des Spielfeldes, so erhält die andere Gruppe einen Punkt.
Vorab sollten alle gemeinsam festlegen, bis zu welcher Punktzahl gespielt wird.

Anmerkung:

Bevor Ihr loslegt, ist es hilfreich, das Fangen und Zuspielen jeweils zu viert, also mit zwei Paaren und einem Kissen etwas zu üben.

Variante des Spiels:

Über die Schnur wird ein großes Tuch gehängt, das bis zum Boden reicht. Das herannahende Kissen ist so erst im letzten Moment sichtbar.
Bei dieser Variante sollte ein Mitspieler zum Schiedsrichter ernannt werden, damit das Spiel fair verläuft.

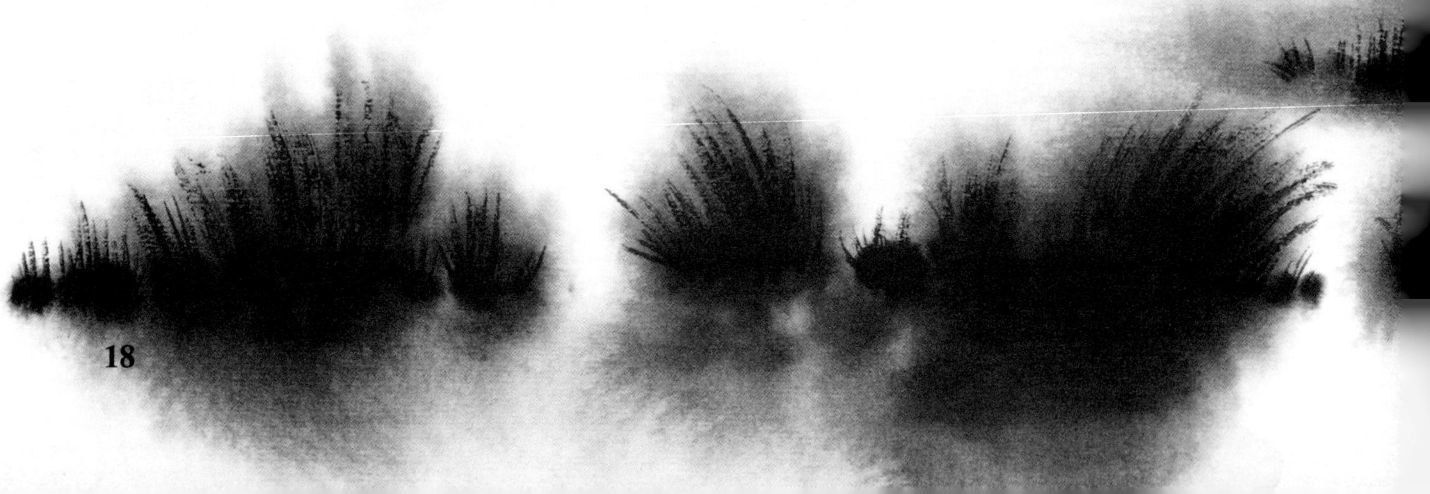

Im Sumpf

Material: viele Kissen (siehe Spielbeschreibung)

MitspielerInnen: 2 und mehr Personen **Alter:** ab 3 Jahre

Wir befinden uns in einem großen Sumpfgebiet. Da muß man schon gut aufpassen wo man hintritt, um nicht im Sumpf zu versinken.

Auf dem Boden werden Kissen so ausgelegt, daß der Abstand zwischen den einzelnen Kissen jeweils variiert. Er sollte aber nur so groß sein, daß es immer möglich ist mit Schlußsprüngen (mit geschlossenen Beinen gleichzeitig) über jedes Kissen zu kommen.
Diesen „Sumpf“ sollen die Spieler nun durchschreiten und ans andere Ende gelanden.
Doch aufgepaßt, wer auf ein Kissen tritt, versinkt mit lautem Aufschrei im Sumpf und muß von vorne starten.
Jeder darf sich bei der gefährlichen Sumpfdurchquerung seinen eigenen Weg suchen.
Aber der Sumpf darf nur mit Schlußsprüngen durchquert werden.
Wer wird wohl am anderen Ende des Sumpfes ankommen, ohne qualvoll im Sumpf zu versinken?

Variante des Spiels:

Auch als Staffel mit zwei gleichgroßen Gruppen könnt Ihr das Spiel durchführen. Dann muß jeder Mitspieler den schwierigen Weg durch's Sumpfgebiet hin und her zurücklegen, ehe der nächste startet.

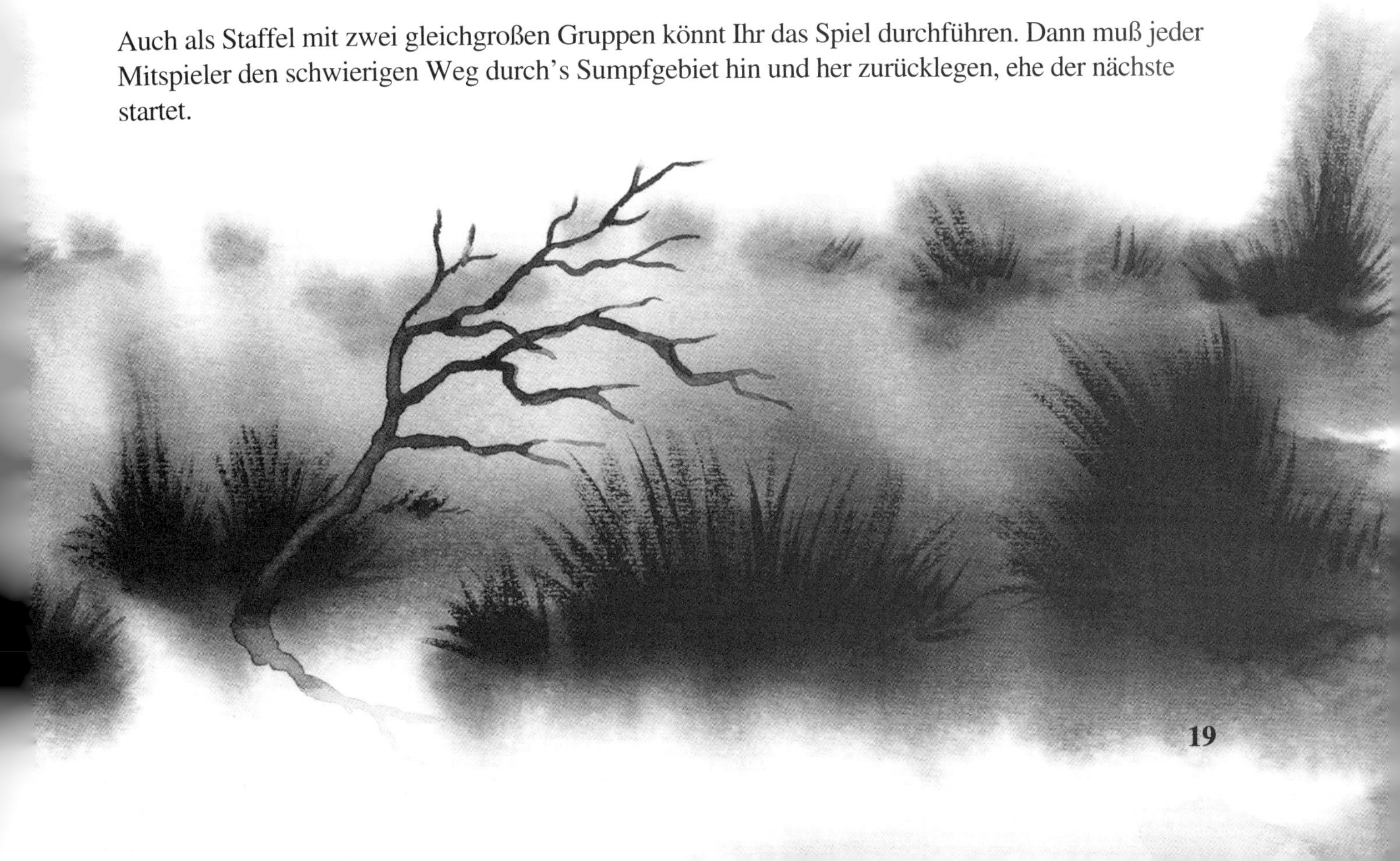

Froschwanderung

Material: viele Kissen (siehe Spielbeschreibung)

MitspielerInnen: 6 und mehr Personen **Alter:** ab 3 Jahre

Bei diesem Spiel werden die Kissen ebenso wie beim vorher beschriebenen Spiel im Raum ausgelegt.

Zu einer schnellen Musik hüpfen die Mitspieler wie Frösche kreuz und quer über die Kissen. Unterbricht die Spielleitung die Musik, sucht sich jeder Frosch ein Kissen, auf das er sich möglichst schnell niederläßt. Natürlich können auch zwei oder mehr Frösche auf einem Kissen sitzen. Ertönt wieder die Musik, hüpfen alle Frösche weiter.

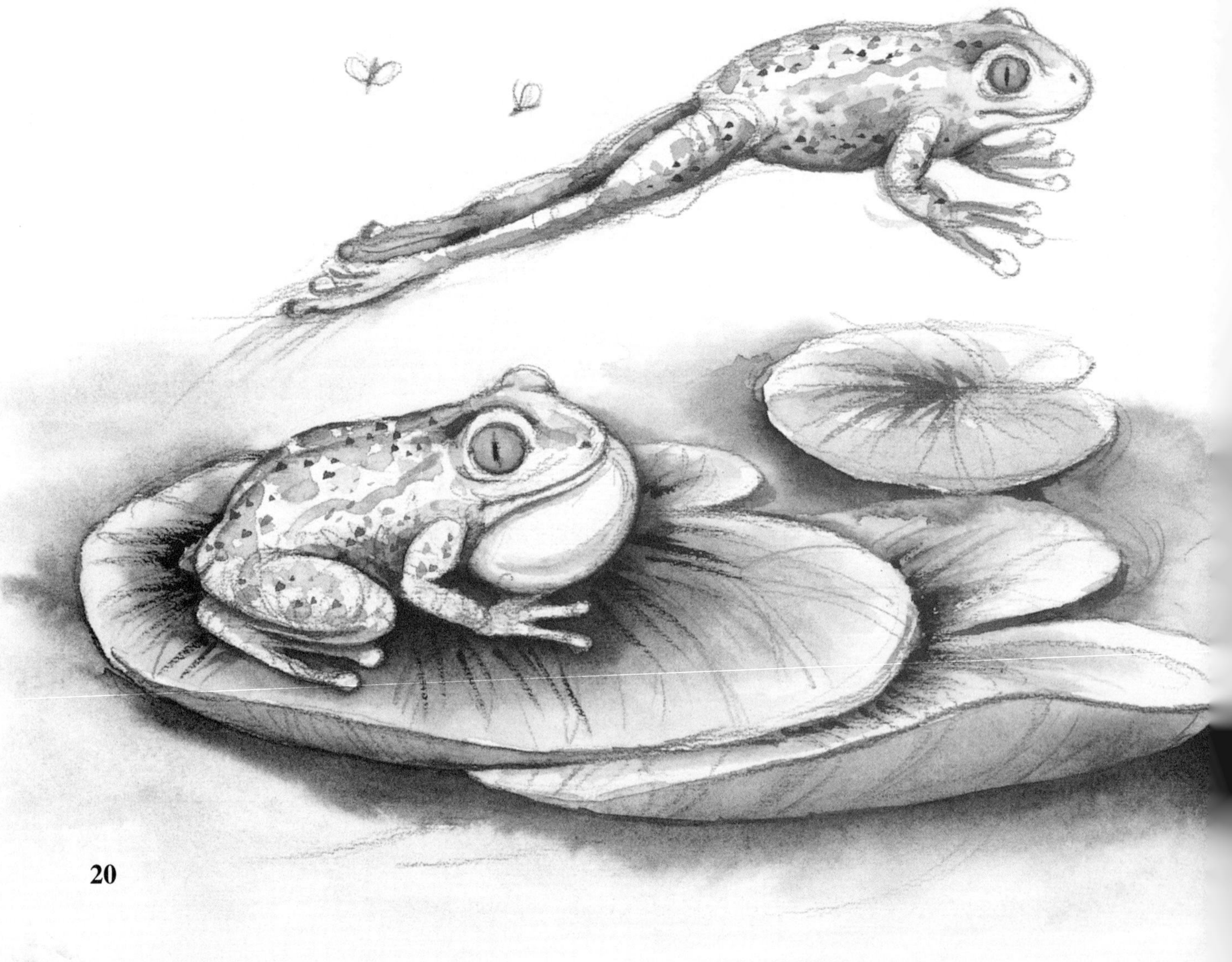

Froschhüpfen

Material: viele Kissen

MitspielerInnen: 8 und mehr Personen **Alter:** ab 3 Jahre

Auch Frösche haben vielleicht ab und zu keine Lust, naß zu werden. Was aber, wenn die Frösche ihre Freunde besuchen wollen? Wie sollen sie das nur anstellen?
Zum Glück gibt es auf dem Teich jede Menge Seerosenblätter. Mit etwas Geschick brauchen die Frösche sich also heute nicht naß zu machen.

Im Raum werden auf dem Boden viele Kissen ausgelegt. Dabei bilden jeweils zwei eng zusammenliegende Kissen ein Seerosenblatt. Der Abstand zwischen ihnen sollte nur so groß sein, daß es möglich ist, mit Froschhüpfsprüngen von einem „Blatt" zum nächsten zu gelangen.
Die kleinen Frösche verteilen sich auf den Seerosenblättern.
Jetzt kann das Froschhüpfen beginnen!
Treffen sich zwei Frösche auf einem Blatt, so drücken sie sich ganz feste. Dabei muß man gut aufpassen, sonst kann es passieren, daß der eine oder andere Frosch ins Wasser fällt.
Die Spielleitung sollte vor dem Spiel mit den Fröschen den Froschhüpfsprung üben.

Anmerkung:

Für dieses Spiel muß ein Raum mit Teppichboden vorhanden sein, denn sonst rutschen die Frösche zu leicht weg.

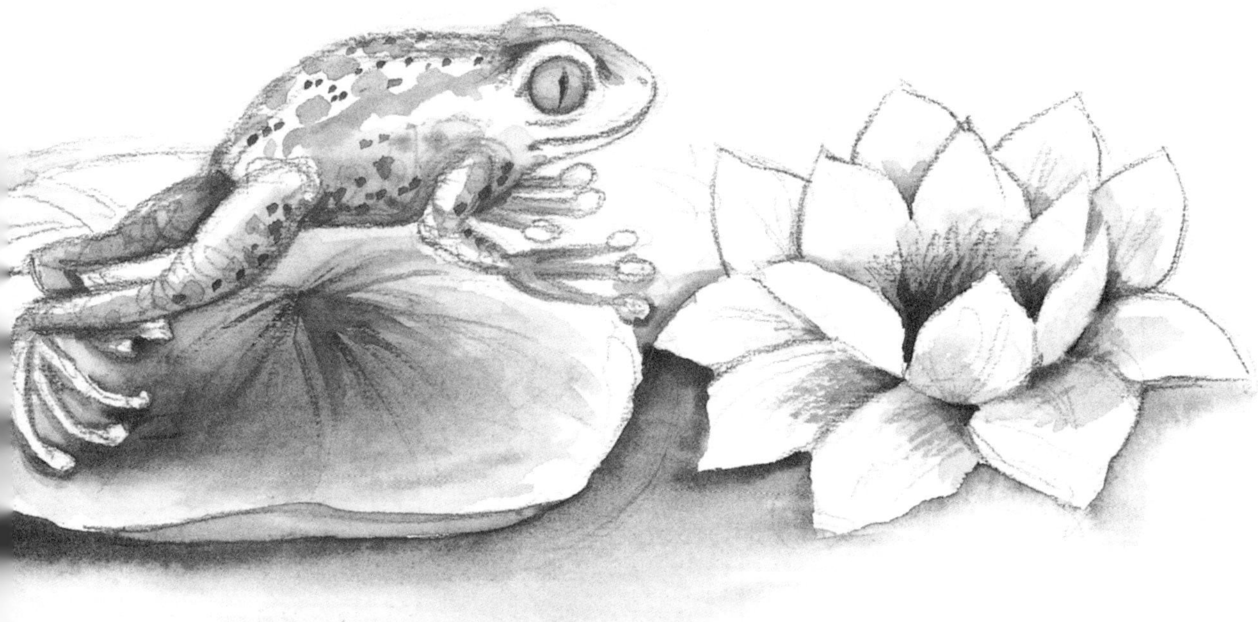

Im Land der Vielfraße

Material: je Mitspieler ein Kissen, schnelle Tanzmusik

MitspielerInnen: 4 und mehr Personen **Alter:** ab 3 Jahre

Stellt Euch vor, es gäbe ein Land, in dem nur dicke Menschen leben mit ganz furchtbar dicken Bäuchen.
Jeder Mitspieler stopft sich ein Kissen unter den Pullover.
Die Spielleitung läßt eine schnelle Tanzmusik erklingen. Selbstverständlich tanzen auch Dickbäuchige sehr gerne, doch das geht oft nur sehr schwerfällig.
Jetzt kann die Spielleitung noch verschiedene Impulse eingeben:

- die dicken Bäuche dürfen nicht aneinanderstoßen
- nun müßt Ihr mit allen dicken Menschen, die Euch begegnen, kräftig zusammenstoßen
- dicke Menschen reiben Ihre Bäuche auch mal genüßlich aneinander
- alle „Dicken“ tanzen ganz eng in der Mitte zusammen
- alle „Dicken“ drehen sich ganz schnell wie Kreisel, bis sie umfallen

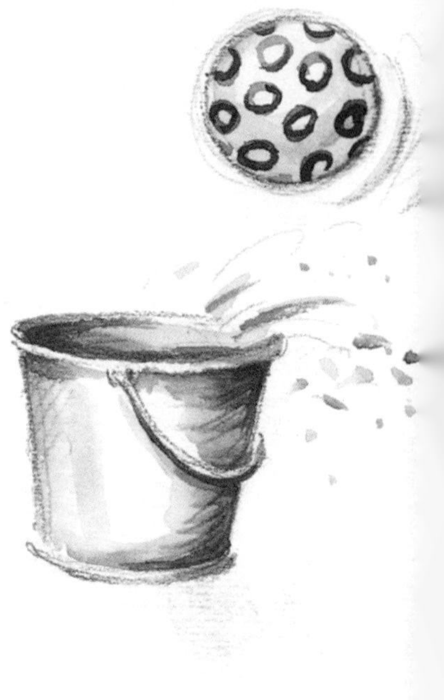

Kissen-Kreisel

Material: zwei Kissen

MitspielerInnen: 10 und mehr Personen **Alter:** ab 3 Jahre

Die Mitspieler stellen sich in einem engen Kreis mit dem Gesicht zur Kreismitte auf.
Auf der einen Seite des Kreises hält ein Spieler ein Kissen in der Hand, ebenso die Person auf der gegenüberliegenden Seite.
Die Kissen sollten eine unterschiedliche Farbe haben.
Ein Kissen jagt das andere. Dazu werden die Kissen schnell von Hand zu Hand weitergegeben.
Die Spielleitung kann zwischendurch einen Richtungswechsel ausrufen.

Heiß, heiß, kochend heiß

Material: pro Spielpaar ein Kissen, je Gruppe ein Ball und ein Eimer mit Wasser

MitspielerInnen: 12 und mehr Personen **Alter:** ab 3 Jahre

Stellt Euch vor, Ihr müßt etwas sehr sehr Heißes zu einer Abkühlstelle transportieren. Das könnt Ihr nur gemeinsam mit der Gruppe schaffen. Da der Gegenstand aber so heiß ist, könnt Ihr ihn mit bloßen Händen nicht berühren.
In jeder Gruppe sind sechs Mitspieler. Sie bilden Paare. Jedes Paar erhält ein Kissen, daß an den vier Ecken angefaßt wird. Diese drei Paare einer Gruppe stellen sich hintereinander an einer Startlinie auf.

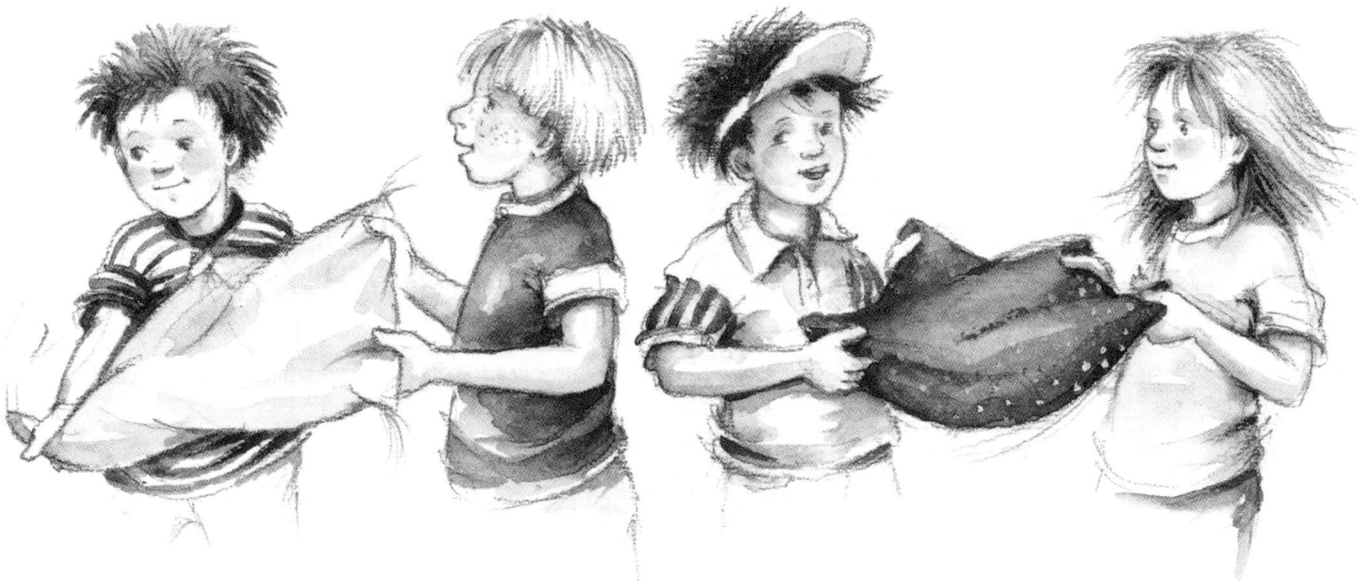

Die drei Gruppen stehen nebeneinander. Am Ende einer Wegstrecke steht für jede Gruppe ein Eimer mit Wasser bereit.
Sind die mitspielenden Gruppen in ihren Startpositionen, wird jeweils dem letzten Paar einer Gruppe die „heiße Ware“ (ein Ball) auf das Kissen gelegt. Und schon kann sich das Transportband in Bewegung setzen.
Jetzt muß der Gegenstand von Kissen zu Kissen nach vorne befördert werden, ohne ihn mit den Händen zu berühren. Den Abstand zwischen den einzelnen Paaren können die Mitspieler selbst bestimmen. Es kann also auch weit geschleudert werden. Fällt die „heiße Ware“ allerdings dabei zu Boden, startet die Gruppe wieder an der Anfangslinie.
Ein Paar, das die „heiße Ware“ weiterbefördert hat, stellt sich schnell vorne an. So kann sich das Transportband immer weiter verlängern und auf den Eimer mit der Abkühlung zubewegen.
Welcher Gruppe gelingt es am schnellsten, der „heißen Ware“ etwas Abkühlung zu verschaffen?

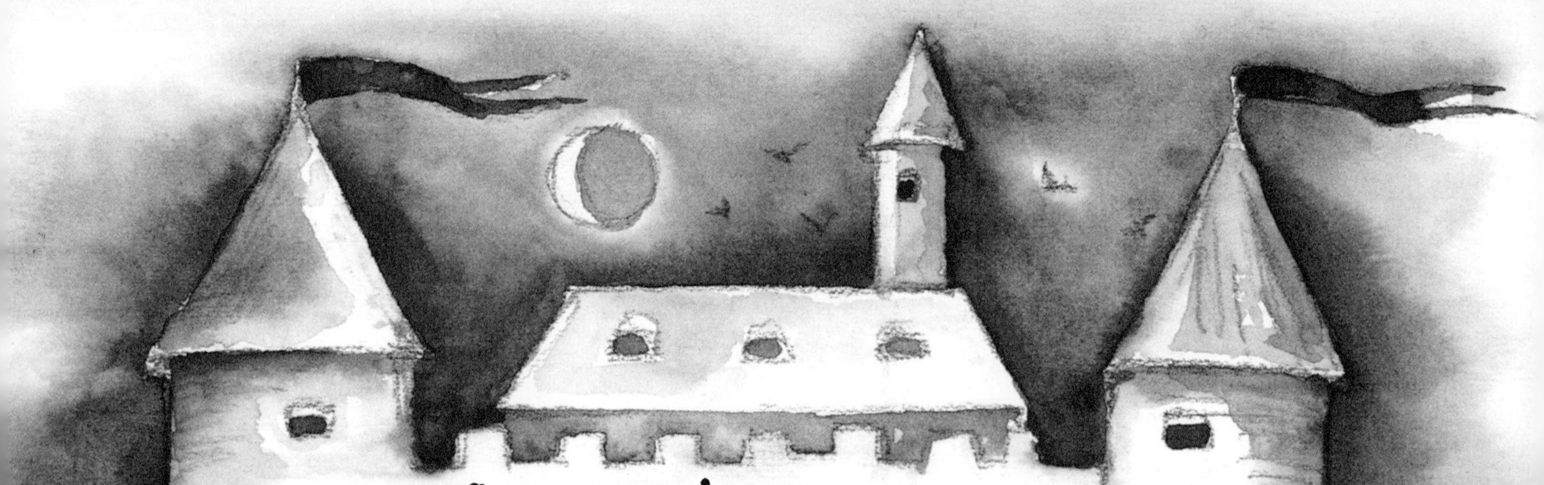

Im Geisterschloß

Material: pro Person ein Stuhl, Kissen in unterschiedlichen Farben (siehe Spielbeschreibung), Schminke

MitspielerInnen: 6 und mehr Personen **Alter:** ab 3 Jahre

Im Raum werden Stühle verteilt. Es sollte für jeden Mitspieler ein Stuhl vorhanden sein. Zwischen den Stühlen laßt Ihr genügend Abstand, so daß man sich gut dazwischen bewegen kann. Auf einzelne Stühle legen wir Kissen in verschiedenen Farben. Auf einigen Stühlen liegt kein Kissen. Die Spieler erhalten von der Spielleitung vorab die Information, auf Farben zu reagieren. Das heißt, immer dann, wenn eine Farbe ausgerufen wird, müssen alle möglichst schnell einen Platz auf einem Stuhl mit der entsprechenden Kissenfarbe suchen. Die Spieler dürfen sich auch übereinander stapeln, wenn kein Platz mehr frei ist. Fällt das Wort „farblos" suchen sich die Spieler so schnell wie möglich einen Platz auf einem Stuhl ohne Kissen.
Alle starten zu einem kleinen Spaziergang um die Stühle.
Dazu erzählt die Spielleitung eine aufregende Geschichte, die beispielsweise so beginnen könnte:

„Ich muß euch einmal eine sonderbare Geschichte erzählen, die mir neulich passiert ist.
Es war schon kurz vor Mitternacht, als ich mit meinem Auto auf den Innenhof eines Schloßes fuhr. Im Haus brannte kein Licht. Ich stieg aus dem Wagen und ging auf die Eingangstür zu. Als ich am Glockenpendel zog, ertönte ein lauter Gong und eine grüne Lampe leuchtete auf."

Nun müssen die MitspielerInnen schnell reagieren und sich einen Platz auf einem Stuhl mit grünem Kissen suchen.
Die Spielleitung erzählt ihre Geschichte weiter und die Mitspieler setzen den Spaziergang fort.
Mit der Zeit kann die Spielleitung das Tempo steigern, indem sie mehrere Farben schnell nacheinander in die Geschichte einbaut.

Beispiel:
„Der Diener führte mich in die oberen Räume des Schloßes. Das sonderbare an diesen Räumen war, das jedes Zimmer in einer anderen Farbe gestrichen war. Da gab es ein gelbes Zimmer"...

(Pause lassen) „ein rotes Zimmer“... (Pause lassen)... Wer sich während des Spiels irrtümlich auf einem falschen Farbkissen niederläßt, erhält mit Schminke einen farbigen Punkt ins Gesicht.

Wer wird wohl am Ende der bunteste Clown sein?

Kissenschleuder

Material: Tesa-Krepp oder Kreide, mindestens 20 Kissen

MitspielerInnen: 8 und mehr Personen **Alter:** ab 3 Jahre

Dies ist ein Spiel für zwei gleichgroße Gruppen. Die Gruppen sollten zu Anfang des Spiels mit einem farbigem Band o.ä. gekennzeichnet werden.
Als Spielfläche dient ein großer Raum, eine Turnhalle oder eine große Außenfläche. Dort sollte ein Spielfeld (Größe entsprechend der MitspielerInnen) mit Tesa-Krepp oder Kreide markiert werden.
Hinter einer Startlinie postiert sich die Spielleitung mit einer großen Anzahl Kissen. Die Spieler der beiden Mannschaften verteilen sich im Spielfeld.
Jetzt beginnt die Spielleitung, die Kissen nacheinander ins Feld zu schleudern. Dazu faßt sie ein Kissen an einem Zipfel, schleudert es über dem Kopf und läßt es irgendwann los.
Wer ein Schleuderkissen fangen kann, erhält für seine Gruppe einen Punkt.
Die Gruppe, die als erstes 10 Punkte erzielt hat, stellt in der nächsten Runde den Kissenschleuderer.

Klatsch-Wurf

Material: ein Kissen

MitspielerInnen: eine Person **Alter:** ab 3 Jahre

Dies ist ein Spiel für eine Person.
Du nimmst ein Kissen und schleuderst es in die Luft. Während das Kissen in der Luft fliegt, klatschst Du einmal in die Hände.
Nun kannst du das Klatschen steigern. Dabei mußt Du das Kissen immer höher werfen.

Varianten:

- sich während der Flugphase einmal um sich selbst drehen
- während der Flugphase in die Luft hüpfen

Zahlenstern

Material: je Spieler ein Kissen, Tesa-Krepp oder Kreide, ein Tambourin (Trommel o.ä.)

MitspielerInnen: 6 und mehr Personen **Alter:** ab 6 Jahre

Auf den Boden eines großen Raumes malt die Spielleitung mit Kreide einen Zahlenstern, der folgendermaßen aussieht.

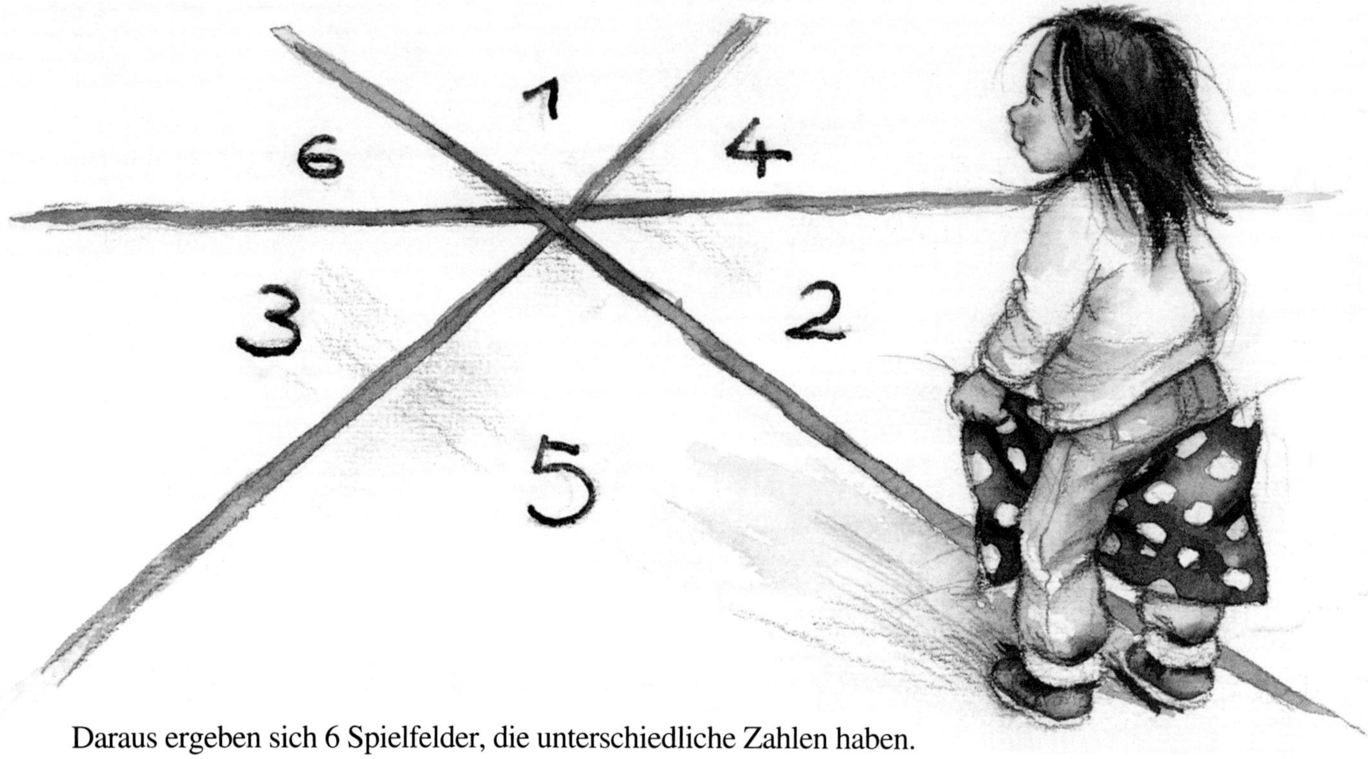

Daraus ergeben sich 6 Spielfelder, die unterschiedliche Zahlen haben.
Jeder Spieler bekommt ein Kissen und bewegt sich damit kreuz und quer durch den Zahlenstern.
Das Kissen klemmen die Mitspieler sich unter den Po.
Das Lauftempo gibt die Spielleitung durch ein Tambourin oder ein anderes Musikinstrument an.
Irgendwann setzt die Musik aus und die Spielleitung ruft eine Zahl, z.B. „Drei!"
Jeder Spieler bleibt sofort auf seinem Platz stehen und versucht von dort aus, sein Kissen in das Feld mit der Zahl „Drei" zu schleudern.
Wer sich gerade in dem Feld mit der entsprechenden Zahl befindet, hat Glück gehabt.
Setzt die Spielleitung wieder mit der Musik ein, so sucht sich jeder ein Kissen und bewegt sich weiter durch den Zahlenstern.
Dieses Spiel macht besonders Kindern im Vorschulalter und Kindern im 1. und 2. Schuljahr Spaß.
Es wird um so schwieriger, je größer die vorhandene Spielfläche ist, d.h. je weiter die einzelnen Zahlenfelder auseinanderliegen.

Germknödel

Material: viele Kissen (von der Gruppengröße abhängig, siehe deshalb Spielbeschreibung)

MitspielerInnen: 10 und mehr Personen

Alter: ab 3 Jahre

Germknödel sind bayrische Hefeknödel, die bekanntlich aufgehen, läßt man sie in heißem Wasser ziehen. Stellt Euch vor, wir sind ein einziger, dicker Germknödel, der langsam aufgeht und immer größer wird.
Wir stellen uns zu einem engen Kreis zusammen und versuchen einen Germknödel zu bilden. Und das geht so!
Die Spieler fassen ihre jeweiligen Nachbarn im Kreis um die Hüften.
Die Kreismitte wird von Kissen ausgefüllt, die wir mit unseren Bäuchen eng zusammendrücken, so daß kein Kissen zu Boden fällt.
Der Germknödel ist nun fertig und darf natürlich nach Möglichkeit nicht mehr auseinanderfallen.
Irgendwann will der Germknödel auch gegessen werden. Doch das dauert noch eine Weile.
Zu der altbekannten Melodie: „Laurenzia, liebe Laurenzia mein“ kann der Germknödel-Text angestimmt werden.
Selbstverständlich macht Euer Knödel auch alle Bewegungen (im Kreis laufen/ in die Hocke gehen) mit.

Hier ist der Liedtext:

„Ach Knödel, ihr lieben Knödelein
Soll ich Euch alle heut' essen? - Nein!
Am Montag!
Ach wenn es doch erst wieder Montag wär'
(später ergänzen: Dienstag, Mittwoch ...)
Bis dahin gibt's keine Knödel mehr!
Am Dienstag!“

Ob der Germknödel wohl bis zum Ende der Woche zusammenhält?

Einfache Variante:

Wenn es Euch zu schwer fällt, so einen dicken Germknödel zusammenzuhalten, versucht es doch einmal zu viert.
Die Kleingruppen stopfen nun in ihre Mitte so viele Kissen wie möglich.
Diese kleineren Germknödel halten sicherlich eine Woche ohne auseinanderzubrechen.

Wenn ich glücklich bin

Material: pro Spieler ein Kissen

MitspielerInnen: eine und mehr Personen **Alter:** ab 3 Jahre

„Wenn man glücklich ist, macht man ja manchmal die verrücktesten Sachen", erzählt die Spielleitung. „Wir wollen das zusammen spielen, was man dann so alles machen kann. Ihr könnt alle mitmachen!"
Die Mitspieler stehen im Kreis und haben ein Kissen freiliegend auf dem Kopf.
Und dort muß es auch bleiben, während wir all das mit- und nachmachen, was die Spielleitung uns vormacht:

- ganz schnell auf der Stelle laufen
- sich im Kreise drehen
- laut „Juchhu" rufen
- hin und her torkeln
- sich klein machen
- sich leicht vorbeugen
- in die Luft hüpfen
- vorsichtig mit dem Kopf wackeln
- mit dem Fuß aufstampfen
- alberne Grimassen schneiden
- seinen rechten und linken Nachbarn umarmen
- die Arme jubelnd in die Luft reißen

.....

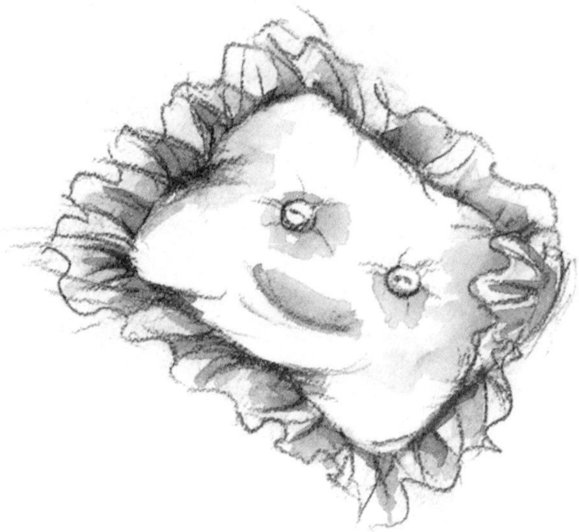

Variante:

Wenn ein Spieler sein Kissen verliert, darf er als nächstes Bewegungen vormachen.

Kamele in der Wüste

Material: für jeden Spieler ein Kissen;
Hindernisse (siehe Spielbeschreibung)

MitspielerInnen: zwei und mehr Personen **Alter:** ab 3 Jahre

Eine Kamelkarawane zieht durch's Land. Ein schwerer Weg liegt vor ihnen.
Die Spieler werden in zwei etwa gleich große Gruppen eingeteilt.
Die eine Hälfte spielt die Kamele. Sie krabbeln auf allen Vieren hintereinander.
Die anderen sind die Kameltreiber, die zu Beginn des Spiels ihre Kamele mit Kissen beladen.
Nun kann die Reise beginnen.
Im Raum sind verschiedene Hindernisse aufgebaut (Bänke, Tische, Stühle, Böcke u.s.w.).
Die Kameltreiber laufen neben den Kamelen her und passen auf, daß die Ladung nicht herunterfällt. Eine spannende Geschichte, die die Spielleitung von der Reise erzählt, macht das Spiel erst richtig interessant.

Diese Geschichte könnte beispielsweise folgende Elemente enthalten:

- Wir kommen durch die Wüste. Das Laufen fällt den Kamelen immer schwerer. Die Kameltreiber müssen all ihre Kräfte aufbieten, um die Kamele zum Weiterlaufen zu bewegen.
- vor uns liegt eine hohe Sanddüne, die wir überqueren müssen (über einen Tisch klettern).
- von Weitem schon sehen die Kamele ein Wasserloch und rasen dorthin.
- wir geraten in einen Sandsturm und müssen mit geschlossenen Augen die Kamele weiterführen.
- Die Sonne brennt und die Kamele und Kameltreiber sinken zu einer kurzen Rast erschöpft zu Boden.
- wir verlassen die Wüste und kommen in ein sumpfiges Gebiet. Vorsichtig waten die Kamele hindurch.
- Wir gelangen an eine schmale Schlucht. Rechts und links geht es tief bergab. (über eine Bank balancieren)
- Wir kommen auf einen großen Jahrmarkt und verkaufen dort einen Teil unserer Ladung (einige Kissen abladen).
- Unterwegs treffen wir einen Freund, der uns bittet, Gepäck von ihm mitzunehmen (weitere Kissen werden aufgeladen).

- Sicherlich fallen Euch noch viel mehr Hindernisse, Abenteuer und Gefahren für Eure Reise ein.

Für den Rückweg tauschen die Kameltreiber und die Kamele die Rollen.

Zick Zack

Material: viele Kissen (siehe Spielbeschreibung)

MitspielerInnen: 10 und mehr Personen

Alter: ab 10 Jahre

Die Mitspieler stellen sich im Abstand von ca. 2 Metern mit den Gesichtern zueinander in zwei Reihen auf. Zwischen den einzelnen Spielern einer Reihe ist ein Abstand von ca. einem Meter. Die Reihen stehen sich versetzt gegenüber.
(siehe Illustration)

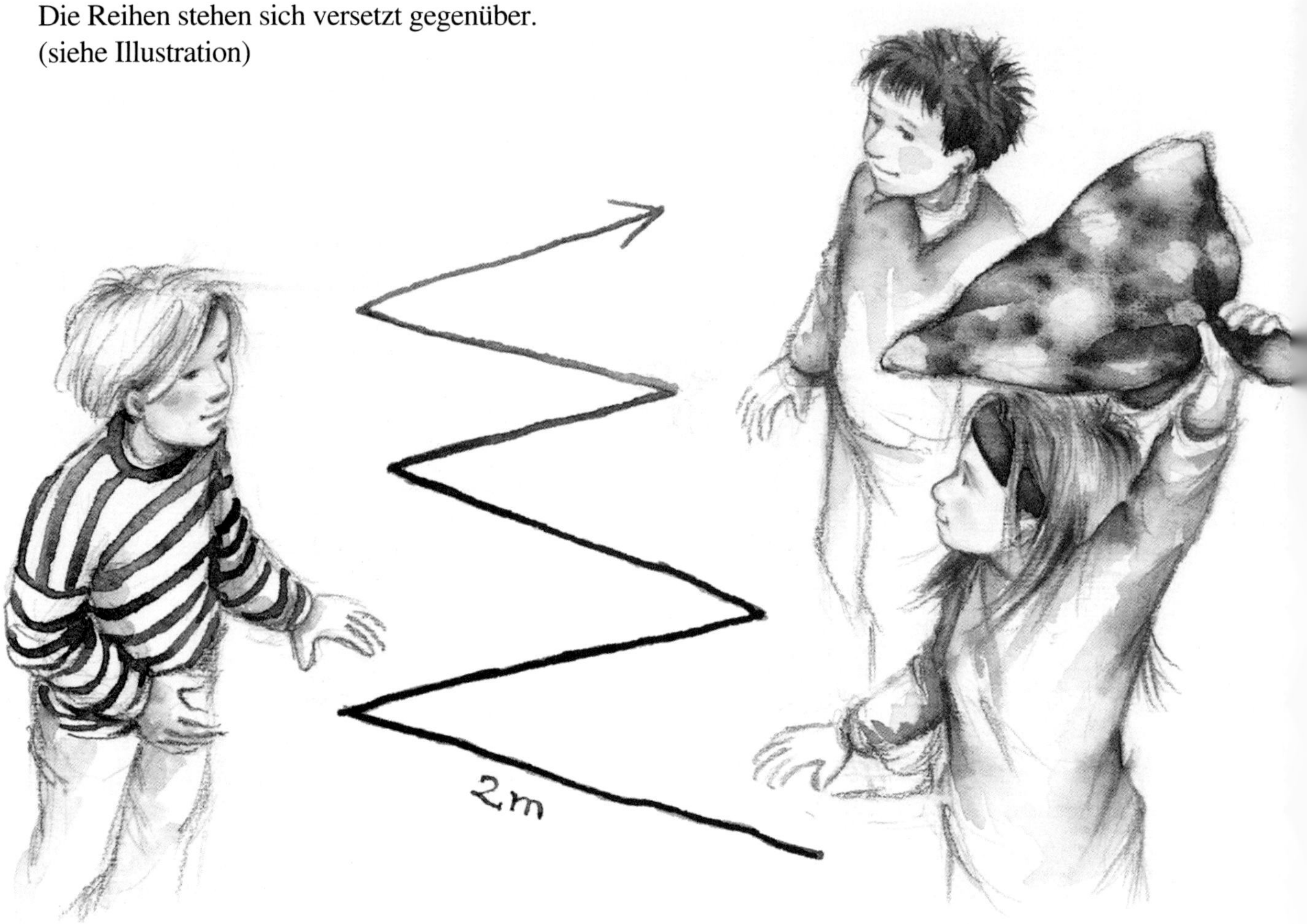

Der erste Spieler erhält ein Kissen. Er wirft das Kissen seinem Gegenüber zu. Dann wird das Kissen entsprechend der Pfeilrichtung weitergegeben. Nach und nach bringt der erste Spieler immer mehr Kissen ins Spiel.
Ist ein Kissen am Ende angelangt, so läuft der Letzte mit seinem Kissen an den Anfang und reiht sich auf seiner Seite ein. Immer die Ersten bringen neue Kissen ins Spiel. Deshalb sollte hier ein großer Kissenberg bereitliegen.

Doch aufgepaßt! Verändert irgendeiner die Wurfart, d.h. er gibt das Kissen weiter und dreht sich zuvor einmal herum, er stellt sich beim Werfen auf ein Bein, er wirft aus der Hocke, ...
so müssen alle schnell nachziehen und jedes Kissen, das bei ihnen anlangt, ebenso weiterreichen.
Bis ein anderer Spieler wieder die Wurfart ändert.

Dieses Spiel erfordert sehr viel Geschick und Übung und eignet sich deshalb eher für Jugendliche und Erwachsene.

Verflixte Acht

Material: je Mitspieler ein Kissen, Tanzmusik, Symbolkarten (siehe Spielbeschreibung)

MitspielerInnen: 20 und mehr Personen **Alter:** ab 3 Jahre

Für dieses Spiel werden einige Symbolkarten benötigt, die die Spielleitung vorab mit etwas Pappe oder Plakatkarton anfertigen muß. Auf jede Karte wird ein Symbol gemalt, z.B. ein Kreis, ein Dreieck, ein Pfeil, eine Acht, ein „P", u.s.w.
Nun kann das Spiel beginnen.
Die Spieler tanzen mit ihrem Kissen zu einer schnellen Musik durcheinander.
Plötzlich unterbricht die Spielleitung die Musik und hält eine der Symbolkarten hoch.
Schnell müssen die Kinder gemeinsam mit ihren Kissen das gefragte Symbol auf dem Boden legen. Es müssen alle Kissen eingebaut werden.
Hat die Gruppe die Aufgabe gelöst, tanzt jeder mit einem Kissen bis zum nächsten Musik-Stop weiter.

Das Spiel läßt sich auch mit zwei oder mehreren Gruppen durchführen. Die Gruppen sollten jedoch durch Bänder kenntlich gemacht werden.
Setzt jetzt die Musik aus, muß sich jede Gruppe zusammenfinden und das Symbol auslegen.
Dabei ist es sehr lustig, daß die Gruppen im Raum häufiger miteinander kollidieren.

Hinkeln

Material: ein Stein, 7 und mehr Kissen

MitspielerInnen: 2 und mehr Personen **Alter:** ab 3 Jahre

Habt Ihr schon einmal auf Kissen gehinkelt?
Das ist etwas schwieriger als auf gemalten Feldern und vor allem könnt Ihr den Hinkelweg immer wieder ganz schnell verändern.
Auf einem Teppichboden (damit die Kissen nicht so leicht verrutschen) wird eine Hinkelstrecke ausgelegt. Eine Person stellt sich mit einem kleinen Stein in der Hand vor dem ersten Kissen auf. Sie wirft den Stein auf das erste Kissen, hüpft auf einem Bein hinterher, hebt den Stein (immer noch auf einem Bein stehend) auf und hüpft zurück.
Jetzt wird der Stein auf das zweite Kissen geworfen u.s.w.
Landet der Stein einmal nicht auf dem richtigen Kissen, stellt sich der Spieler auf beide Beine oder hüpft neben ein Kissen, so wird gewechselt.
Wenn Ihr darin schon ein wenig Übung habt, könnt Ihr Euch eine schwierigere Hinkelstrecke überlegen.
Auch andere Hüpfarten kann man wählen.

Orientalischer Bauchtanz

Material: pro Spieler ein Kissen und ein Tanzstab

MitspielerInnen: 5 und mehr Personen **Alter:** ab 3 Jahre

Jeder Spieler hält seinen Tanzstab mit einer Hand senkrecht nach oben. Auf die Spitze legen die Mitspieler ihr Kissen.
Jetzt wird zu einer Musik (am besten natürlich zu einer orientalischen Musik) ein Bauchtanz vorgeführt.
Dabei versucht jeder, während des Bauchtanzes sein Kissen oben zu halten.
Die Spielleitung sollte mittanzen und Tanzbewegungen vorgeben.

Variante:

Alle Bauchtänzer bewegen sich auf sehr beengtem Raum zusammen.

Blöde Fratzen

Material: 5 - 10 Kissen

MitspielerInnen: 5 und mehr Personen **Alter:** ab 3 Jahre

Alle stellen sich wie zu einem Gruppenphoto zusammen und zwar in unterschiedlicher Höhe. Ein Spieler steht in einem Abstand von ca. 3 Metern vor der Gruppe. Vor sich hat er einen Berg Kissen liegen.
Jetzt heißt es für die Gruppe: Fratzen schneiden!
Der Spieler darf mit den Kissen auf die Fratzen zielen. Trifft er mit einem Kissen eine Fratze, so muß die getroffene Person sofort ihre Fratze verändern.
Bei diesem Spiel sollte der Werfer häufig gewechselt werden, denn es ist sehr lustig, sich einmal so viele blöde Fratzen auf einen Haufen anzuschauen.

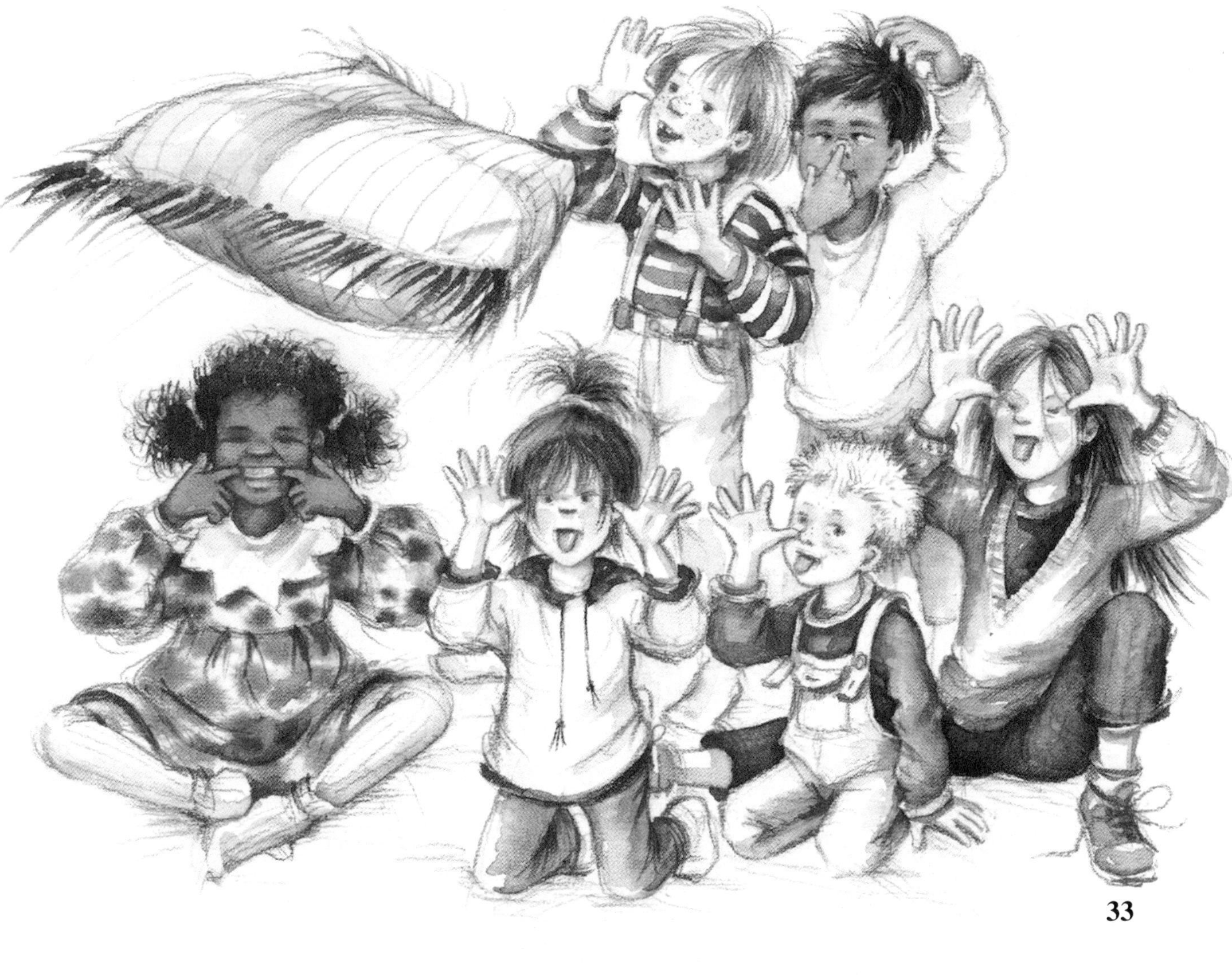

Kissen-Chaos

Material: Tesa-Krepp, 20 Kissen und mehr

MitspielerInnen: 10 Personen und mehr **Alter:** ab 3 Jahre

Für dieses Spiel benötigt man eine große Halle (Turnhalle) oder eine große, asphaltierte Außenfläche.
Die Mitspieler werden in zwei Gruppen eingeteilt. In die Mitte der Spielfläche werden mit Tesa-Krepp zwei ca. 2 x 2 Meter große Quadrate geklebt. Diese sollen nebeneinander im Abstand von ca. 1 - 1,5 Metern liegen. Jede Gruppe bekommt ein Quadrat zugeteilt.

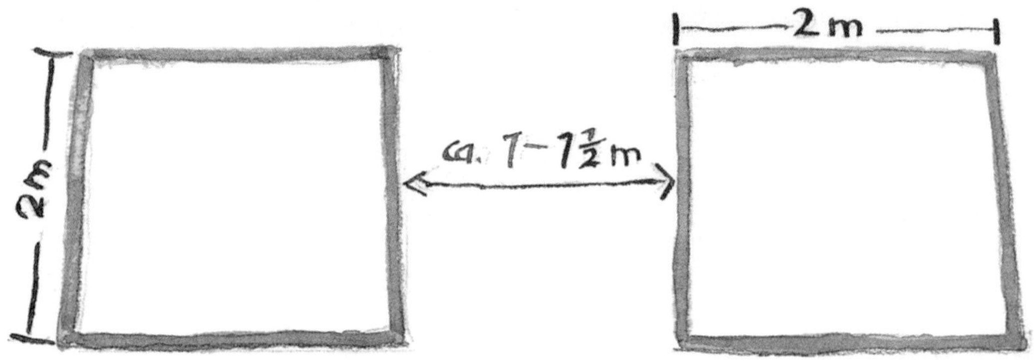

Hinter der Startlinie liegt ein großer Berg Kissen.
Die Spieler stellen sich hinter der Linie auf. Auf ein Startzeichen versuchen nun alle, so viele Kissen wie möglich in ihr Quadrat zu befördern. Dabei werden die Kissen auf den Fußrücken gelegt und weggeschleudert. Die Entfernung der Startlinie sollte dem Alter der Teilnehmer entsprechend festgelegt werden. In der ersten Spielrunde empfiehlt es sich, die Startlinie nicht allzu weit zu markieren. Nach etwas Übung kann immer noch gesteigert werden.
Jeder Spieler darf immer nur ein Kissen bei jedem Versuch bei sich haben. Horten ist nicht erlaubt!
Jeder Versuch beginnt hinter der Startlinie. Kissen, die im Quadrat der anderen Gruppe landen, werden dieser Gruppe gutgeschrieben.
Landen Kissen außerhalb der Quadrate, so dürfen sie wieder eingesammelt und erneut verwendet werden. Das Spiel endet, wenn alle Kissen in den beiden Quadraten plaziert sind.
Kissen, die auf der Linie landen, gelten als Treffer.

Anmerkung:

Bei diesem Spiel geht es oft hoch her. Es ist deshalb ratsam, ein bis zwei Schiedsrichter einzusetzen.

Variante für kleinere Kinder:

Auch mit kleineren Kindern kann dieses Spiel durchgeführt werden. Die Startlinie sollte dann sehr nahe an den Quadraten liegen. Jüngere Kinder dürfen die Kissen werfen.

Kooperative Variante:

Es kann auch nur mit einem Quadrat gespielt werden. Alle versuchen, so schnell wie möglich die Kissen ins Viereck zu befördern.
Als Zeitrahmen kann die Länge eines laufenden Musikstückes dienen.
So lange die Musik erklingt, haben die Spieler Zeit, die Kissen im Feld unterzubringen.
Ist das Lied zu Ende, müssen alle gemeinsam die Aufgabe gelöst haben.
Auch Zuspielen ist bei dieser Variante erlaubt. Mitspieler, die gerade Kissen einsammeln, können beispielsweise den anderen, die noch an der Startlinie stehen, Kissen zuschleudern.

Das Spiel kann auch in der Weise verändert werden, daß die Kissen nur rückwärts durch die Beine geworfen werden dürfen.

In den Sumpf ziehen

Material: 10 und mehr Kissen

MitspielerInnen: 4 und mehr Personen **Alter:** ab 3 Jahre

Aus Kissen wird ein Sumpf, d.h. eine runde Fläche mit einem Durchmesser von ca. einem Meter auf dem Boden gelegt.
Die Mitspieler stellen sich im Kreis um den Sumpf auf und fassen sich an den Händen.
Um jeden Sumpf sollten nicht mehr als vier Personen sein.
Jetzt versucht Ihr, Euch gegenseitig in den Sumpf zu ziehen.
Wer beim ersten Mal im Sumpf landet muß die Schuhe ausziehen.
Beim zweiten Mal sind die Strümpfe dran.
Beim dritten Mal müßt Ihr Euch schnell einmal die Füße waschen und dürft Euch dann wieder bekleiden.
Die nächste Runde kann beginnen!

Transport mit Hindernissen

Material: je Spieler ein Kissen, Hindernisse (siehe Spielbeschreibung), eine Schnur

MitspielerInnen: 6 und mehr Personen

Alter: ab 3 Jahre

Für dieses Spiel braucht Ihr eine große Spielfläche, also einen großen Raum oder eine Rasenfläche.
Jeder erhält ein Kissen und stellt sich damit hinter einer markierten Startlinie am einen Ende der Spielfläche auf.
Die Kissen legen sich die Spieler auf den Fußrücken eines Fußes.
Nach dem Startzeichen versuchen alle, ihr Kissen möglichst weit mit dem Fuß wegzuschleudern.
Dort wo das Kissen landet, wird es wieder aufgehoben und weitergeschleudert.
Auf der Wegstrecke können auch Hindernisse eingebaut werden, z.B. eine quer gespannte Zauberschnur, eine Turnbank, Böcke oder ähnliches.
Wer den Weg bis zur anderen Seite des Feldes geschafft hat, muß auch noch zurück.

Varianten:

- Die Mitspieler werden in zwei Gruppen eingeteilt, die auf den gegenüberliegenden Seiten des Spielfeldes starten. Bei diesem Gegenverkehr gibt es sicher einige Kollisionen!

- Gespielt wird wieder mit einem Hin- und Rückweg, jedoch muß auf dem Rückweg das Kissen rückwärts zur Laufrichtung über den Kopf geworfen werden.

- Auch eine abenteuerliche Variante im Freien ist möglich. Dazu muß vorher geklärt werden, ob die Kissen schmutzig werden dürfen.
  Am besten sucht Ihr Euch ein kurzes Waldstück aus und markiert das Ende der Strecke mit einer Schnur. Bei dieser Variante darf kein Baum von einem Kissen getroffen werden.

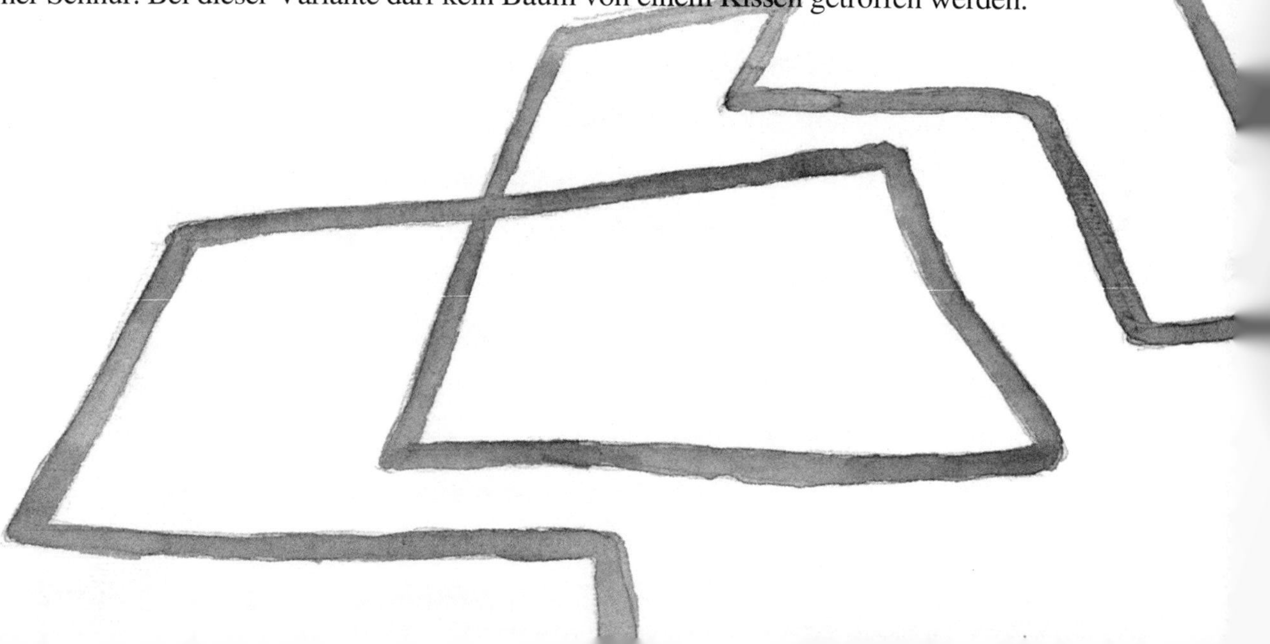

Verrücktes Labyrinth

Material: Tesa-Krepp oder Kreide, für jeden Spieler ein Kissen

MitspielerInnen: 6 und mehr Personen **Alter:** ab 3 Jahre

Auf dem Boden einer Halle wird mit Tesa-Krepp oder Kreide ein Irrweg kreuz und quer markiert. Jeder erhält ein Kissen, sucht sich einen Platz im Labyrinth und setzt sich auf sein Kissen. Nun rutschen die Spieler auf ihren Kissen durch das Labyrinth. Kommt ihnen eine Person entgegen, müssen sie aufstehen und übereinanderklettern, ohne daß dabei einer der beiden Spieler die Wege des Labyrinths verläßt.

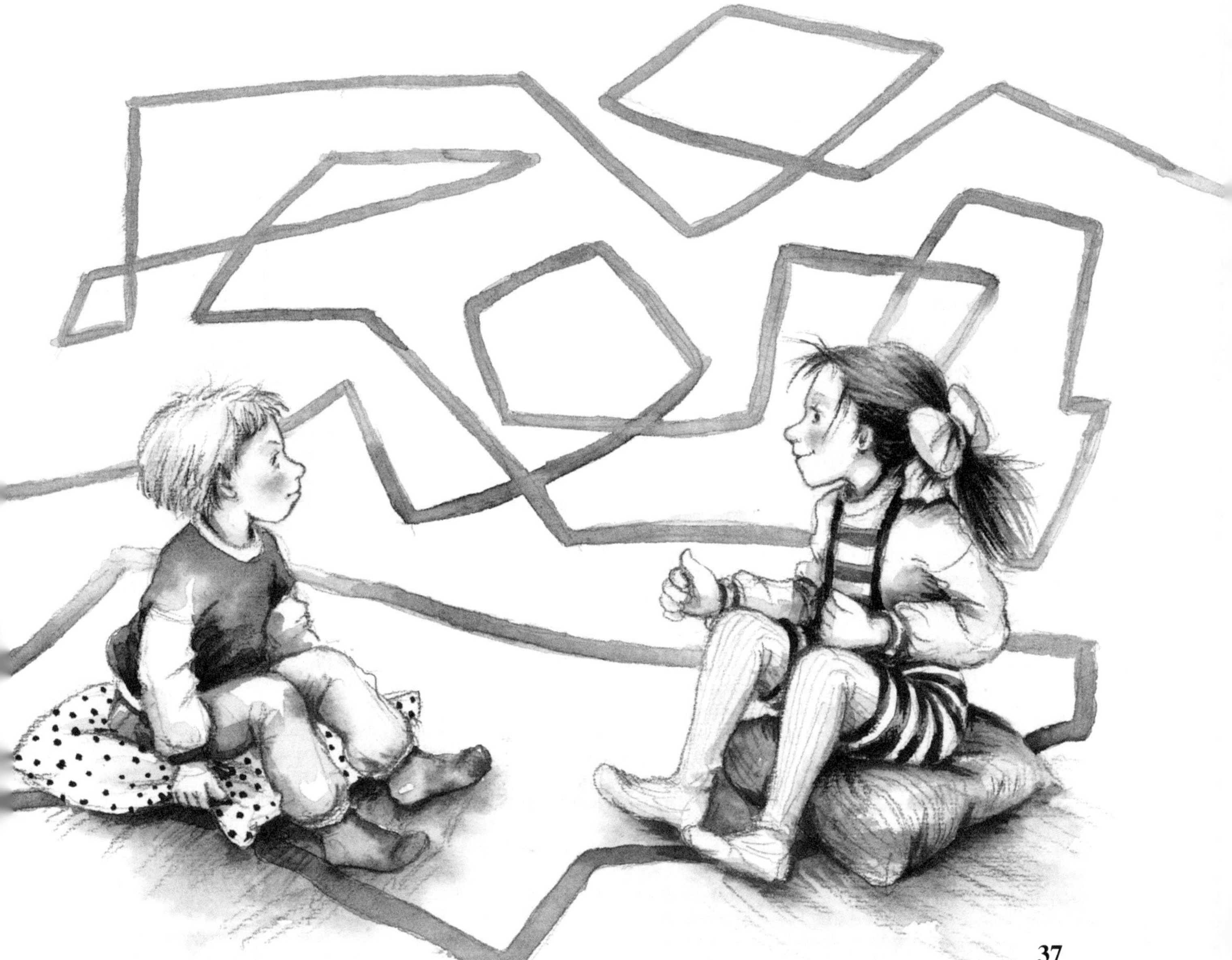

Gefährlicher Abgrund

Material: Tesa-Krepp, je Dreier-Gruppe ein Kissen

MitspielerInnen: 3 und mehr Personen **Alter:** ab 3 Jahre

Die Mitspieler bilden Dreier-Gruppen. Jede Gruppe erhält ein Kissen. Dann stellen sich zwei aus der Gruppe im Abstand von ca. 3 Metern mit den Gesichtern zueinander auf. Rechts und links von ihnen werden als Verbindung zwei parallel laufende Linien mit Tesa-Krepp gezogen. Der Abstand zwischen den beiden Linien sollte ca. einen Meter betragen.

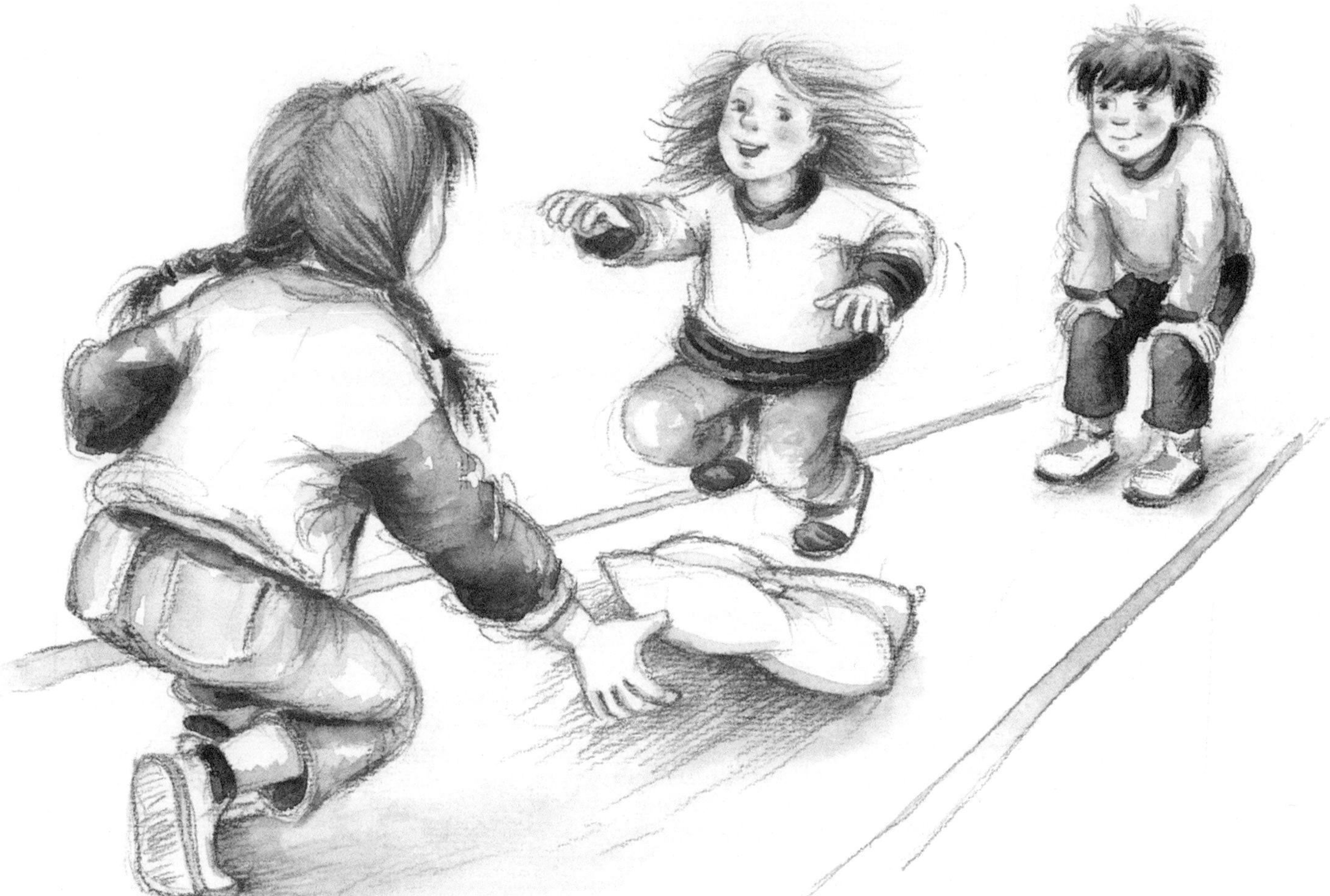

Die dritte Person stellt sich in der Mitte zwischen den beiden anderen auf.
Die beiden Außenstehenden schleudern das Kissen über den Boden einander zu. Die Person in der Mitte muß darüber hüpfen.
Doch aufgepaßt! Wird das Kissen außerhalb der Linien geschleudert, so muß derjenige, der das Kissen geschleudert hat, mit der Person in der Mitte den Platz tauschen.

Struppis Knochen

Material: je Spielpaar ein Springseil (oder Halstuch), einige Kissen (entsprechend der Mitspieleranzahl)

MitspielerInnen: 6 und mehr Personen

Alter: ab 3 Jahre

Die Mitspieler gehen zu zweit zusammen. Einer spielt den Hund, der eine Leine (Springseil oder Halstuch) um den Bauch gebunden bekommt. Der Partner führt Struppi, den Hund an der Leine spazieren.
Struppi ist eigentlich ein sehr ruhiger, braver Hund. Nur wenn Struppi einen Knochen wittert, vergißt er alles, reißt sich von der Leine los und jagt davon.
Im Raum werden zu Anfang einige Knochen (=Kissen) versteckt.
Nun laufen die Hunde an der Leine geführt los. Sie beschnüffeln sich, wenn sie einander begegnen, pinkeln überall hin. Die Hundebesitzer grüßen sich freundlich.
Wittert, d.h. entdeckt ein Hund einen Knochen, reißt er sich los und stürzt darauf zu. Er beißt sich fest, doch schon eilen andere Hunde hinzu. Die Hundebesitzer haben alle Hände voll zu tun, die Hunde voneinander zu trennen und ihren Spaziergang fortzusetzen bis schließlich der nächste Hund einen Knochen aufspürt.

Dieses kleine darstellende Spiel macht besonders Kindern im Kindergarten und Grundschulalter viel Spaß.

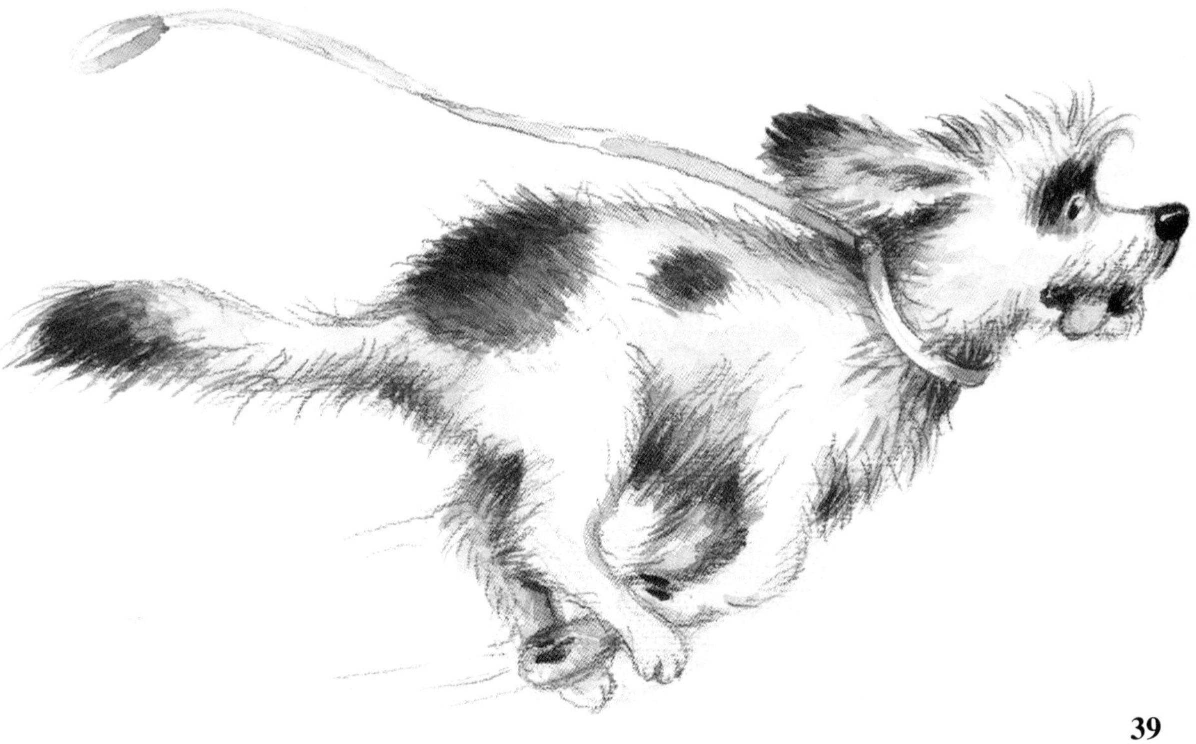

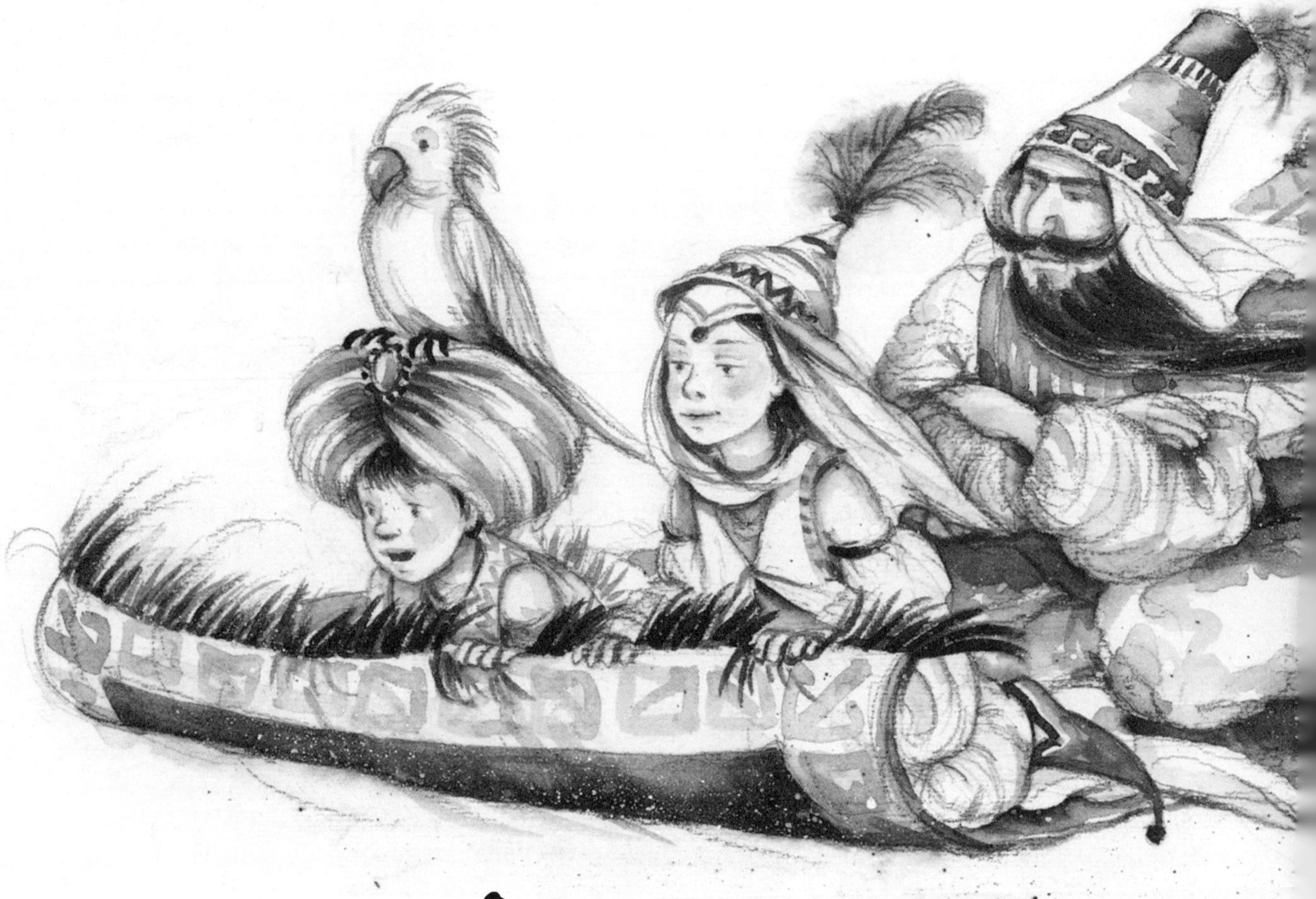

Fliegende Teppiche

Material: je Spieler ein Kissen

MitspielerInnen: 4 und mehr Personen **Alter:** ab 3 Jahre

Für diese kleine Phantasiereise benötigt jeder Mitspieler ein Kissen.
Alle suchen sich einen Platz im Raum und setzen sich auf ihr Kissen.
Die Spielleitung spielt einen Sultan. Dazu ist es natürlich besonders schön, wenn die Spielleitung sich mit einfachen Mitteln etwas verkleidet.
Der Sultan nimmt ebenfalls auf einem Kissen Platz. Er begrüßt die Spieler und lädt sie zu einer Flugreise auf fliegenden Teppichen ein.
Mit einem Zauberspruch verwandelt der Sultan die Kissen in fliegende Teppiche, die schon bald durch die Lüfte schweben. Dazu fassen die Spieler ihre Kissen unter dem Po und sausen los.
Mit anderen Zaubersprüchen läßt der Sultan Euch rückwärts, zick-zack, hoch und tief, ganz schnell und ganz langsam oder auch über Tische und Bänke fliegen.
Zwischendurch landet Ihr auch einmal mit einem spektakulären Sturzflug.
Was Ihr so alles auf Eurem Flug erlebt, ist ganz vom Einfallsreichtum des Sultans abhängig.
Oder kennt vielleicht auch ein Mitspieler einen guten Zauberspruch?

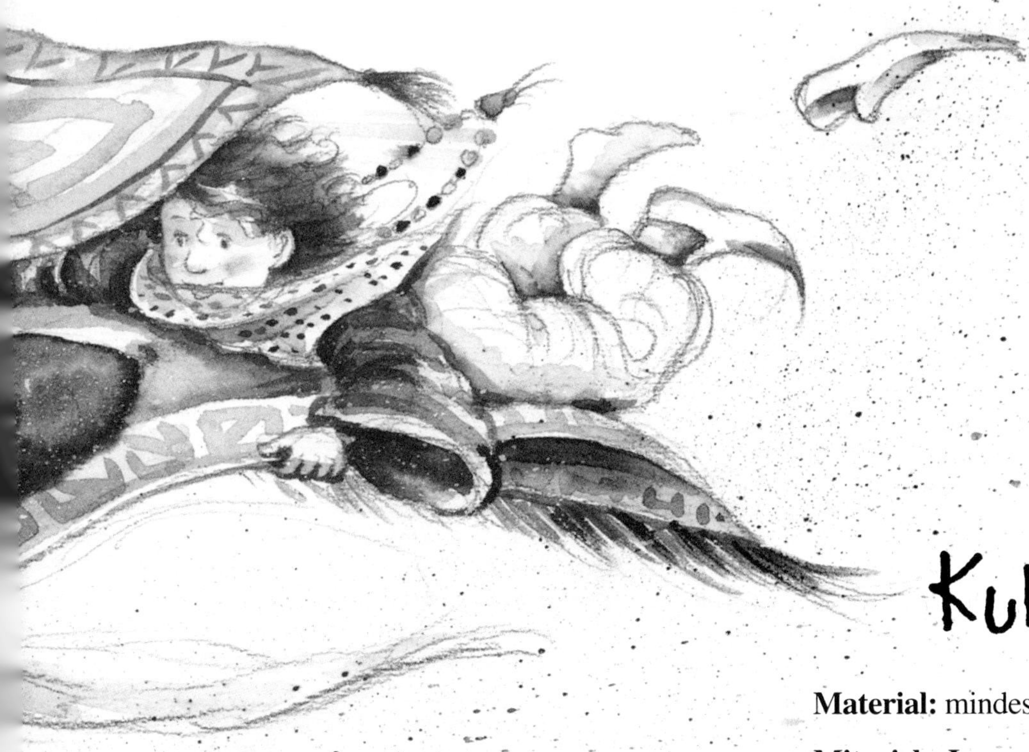

Kuhfladen

Material: mindestens 15 Kissen

MitspielerInnen: 8 und mehr Personen

Alter: ab 3 Jahre

Die Kissen werden auf dem Boden im Raum ausgelegt. Es sollte jeweils ein kleiner Abstand zwischen ihnen gelassen werden. Die Spielleitung kann zu Anfang wieder eine kleine Geschichte erzählen, um ins Spiel einzuführen:
„Stellt Euch vor, wir haben uns verirrt und befinden uns nun auf einer großen Wiese mit lauter Kuhfladen. Es wird schon langsam dunkel und wir müssen gut aufpassen, um nicht in einen Kuhfladen zu treten."
Die Spieler laufen mit geschlossenen Augen durch den Raum und versuchen natürlich, möglichst auf keinen Kuhfladen zu treten. Wer aber doch einmal hineintritt, stößt einen lautes „Igitt!" aus.

Varianten:

- Alle drängeln und versuchen, sich gegenseitig in einen Kuhfladen zu stupsen.
- Die Kissen stellen Gefahren dar, die den Mitspielern zunächst noch nicht bekannt sind. Die Spieler laufen durch den Raum. Die Kissen verwandeln sich nun in:
  - Fallgruben (wer auf ein Kissen tritt, stürzt mit lautem Aufschrei hinein)
  - Riesenschlangen (wer auf ein Kissen tritt, schreit gellend auf)
  - Heiße, spitze Steine (wer jetzt auf ein Kissen tritt, zieht erschrocken die Füße hoch)
  - Brennesseln (wer auf ein Kissen tritt, juckt sich überall)
  - Bienenstöcke (wer jetzt auf ein Kissen tritt, wird von einem Bienenschwarm verfolgt)

Die Spielleitung sollte vorab einige Reaktionsmöglichkeiten vormachen.

Kissen-Tanz

Material: für die Hälfte der Gruppe Kissen, unterschiedliche Musik

MitspielerInnen: 8 und mehr Personen **Alter:** ab 3 Jahre

Dieser Kissen - Tanz wird in Schlangen, die unterschiedlich lang sein können, durchgeführt.
Ihr könnt auch mit einer einzigen, großen Schlange beginnen, die sich später in kleinere Schlangen teilt.
Dazu stellen sich alle Mitspieler nebeneinander in einer Reihe auf. Zwischen zwei Spielern wird jeweils ein Kissen als Verbindungsstück von beiden am ausgestreckten Arm gehalten.
Die Spielleitung spielt eine Musik ein, zu der sich die Schlange langsam in Bewegung setzt.
Besonders eignet sich hier eine Musik, bei der sich das Tempo langsam steigert.
Die einzelnen Schlangenmitglieder können die Schlange jederzeit teilen, indem sie das Kissen loslassen und in einer anderen Richtung mit ihrem Schwanz weitertanzen.
Genauso kann sich eine Schlange an eine andere anschließen.

Boxsack

Material: viele Kissen, Decken oder große Tücher, Schnur

MitspielerInnen: – **Alter:** ab 3 Jahre

In Wolldecken oder auch große Tücher werden jeweils einige Kissen gepackt. Die vier Ecken faßt Ihr oben zusammen und bindet sie mit einer festen Schnur zusammen. Schon ist ein Boxsack fertig.
Boxsäcke lassen sich leicht mit einem Rundhaken an der Decke eines Raumes befestigen, so daß der Boxsack freischwebend herunterbaumelt.
Sie bieten allen, Kindern, Jugendlichen und Erwachsenen, die Möglichkeit, einmal ihre Wut auch körperlich rauszulassen.
Das ist nicht nur für Kinder hilfreich und wichtig, sondern sollte zu einer festen Installation in Einrichtungen oder auch zu Hause werden.

Turmbau mit Hindernissen

Material: 10 Pappkartons, Tesa-Krepp oder Kreide, viele Kissen

MitspielerInnen: 10 und mehr Personen **Alter:** ab 6 Jahre

In der Mitte des großen Raumes wird eine quadratische Spielfläche von ca. 4 x 4 Metern markiert. Darin befinden sich 10 Pappkartons, die Ihr in Lebensmittelgeschäften besorgen könnt. Rund um das mittlere Quadrat wird ein Außenfeld markiert (mit Tesa-Krepp oder Kreide), daß an allen Seiten einen Abstand von mindestens 3 Metern haben sollte. (siehe: Skizze)

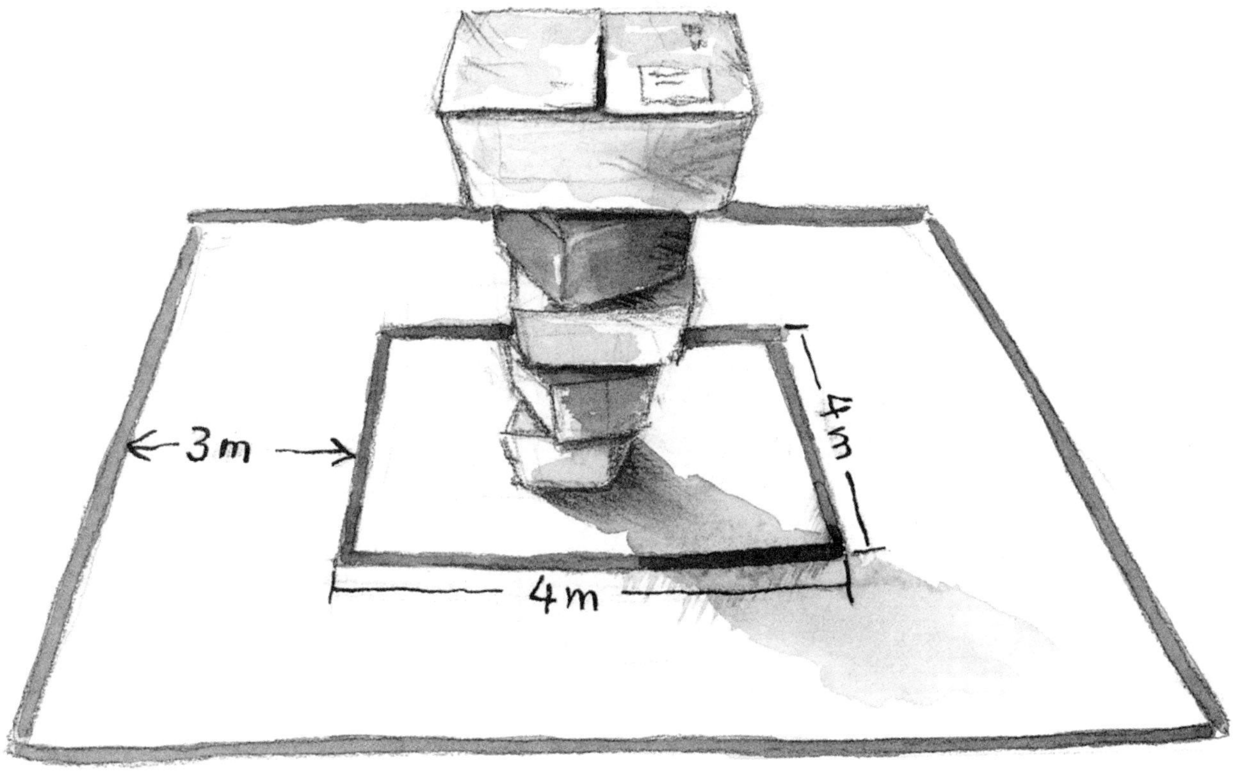

Es werden zwei Gruppen gebildet. Die eine Gruppe befindet sich im Quadrat. Sie muß versuchen, einen Turm aus den Kartons zu bauen. Die andere Gruppe soll sie daran hindern.
Den Störern stehen dazu viele Kissen zur Verfügung, die hinter der Außenfeldmarkierung rund um das mittlere Quadrat verteilt liegen.
Die Turmbauer sollten sich zu Anfang kurz absprechen, wer den Turm baut und wer die Kissen abwehrt. Vielleicht klappt es aber auch ohne vorherige Absprache.
Die Störer dürfen beim Werfen nicht über die Außenfeldmarkierung treten. Lediglich liegengebliebene Kissen können hinter die Wurflinie zurückgeholt werden.
Sind die Störer zu stark, muß das Verhältnis von Turmbauern und Störern entsprechend verändert werden.

Wir lassen uns die Wiesen nicht vermiesen!

Material: je Spieler eine Turnmatte oder Matratze, viele Kissen

MitspielerInnen: 8 und mehr Personen **Alter:** ab 6 Jahre

Die Spielleitung erzählt eine kurze, einführende Geschichte:

„Wie Ihr sicher wißt, gibt es immer wieder Umweltverschmutzer, die versuchen, ihren Müll irgendwo in der freien Natur, zum Beispiel auf einer schönen Wiese abzuladen ohne daß jemand etwas davon bemerkt.
Aber zum Glück gibt es Umweltschützer, die davon „Wind bekommen" haben und sich dagegen wehren.
Sie besetzen einfach diese Wiesen und versuchen, die Verschmutzung zu verhindern.
Das wollen wir jetzt einmal spielen."

Die Mitspieler werden in zwei Gruppen eingeteilt. Die Hälfte der Gruppe spielt die Umweltverschmutzer, die andere Hälfte die Umweltschützer.
Jeder Umweltschützer sitzt auf einer Turnmatte oder Matratze (= Wiese), die im Raum auf dem Boden ausgelegt werden. Zwischen den einzelnen Matten sollte ein gewisser Abstand bestehen.
Die Umweltverschmutzer werden von der Spielleitung an bestimmten Stellen im Raum postiert. Dabei darf kein Umweltverschmutzer zu nahe an einer Matratze stehen. Die Umweltverschmutzer erhalten an ihrem Platz einige Kissen, die den Müll darstellen.
Jetzt kann das Spiel beginnen!
Die Umweltverschmutzer versuchen, ihren Müll auf den Wiesen abzuladen. Dazu müssen sie aber auf ihren Positionen stehen bleiben und dürfen nur von dort aus den Müll werfen.
Die Umweltschützer können den Müll mit den Füßen abwehren.
Umweltschützer dürfen sich den Müll auch zuwerfen und abgewehrten Müll, der in ihrer Reichweite landet, wieder aufnehmen.
Müll, der auf einer Wiese gelandet ist, darf dort nicht mehr wegbefördert werden.
Wird es den Umweltschützern gelingen, sich gegen die Verschmutzung der Wiesen zur Wehr zu setzen?

Nach einiger Zeit tauschen die beiden Gruppen die Rollen.

Hänsel und Gretel

Material: mindestens 12 Kissen

MitspielerInnen: 15 und mehr Personen **Alter:** ab 3 Jahre

In einem schönen Knusperhäuschen mitten im Wald wohnt die Hexe. Hänsel und Gretel entdecken das Haus und wollen, hungrig wie sie sind, natürlich von den Brezeln am Haus kosten. Doch wehe, die Hexe merkt etwas davon!

Zwölf Spieler stellen sich zu einem Haus auf, d.h. jeweils drei Personen stehen nebeneinander und bilden eine Hauswand. Irgendwo soll eine kleine Lücke bleiben. Das ist die Eingangstür.
Im Haus wohnt die Hexe. Ein Spieler legt sich in das Haus, also in das Quadrat, auf den Boden und schließt die Augen.
Um das Haus herum, jeweils vor einen Spieler, legt die Spielleitung die Brezel (=Kissen).
Zwei Mitspieler sind Hänsel und Gretel.
Sie schleichen von außen vorsichtig an das Hexenhaus heran und versuchen, Brezel zu stehlen.
Doch aufgepaßt, wenn die Hexe etwas hört und wach wird, versucht sie Hänsel und Gretel zu fangen.
Anschließend werden die Rollen getauscht.

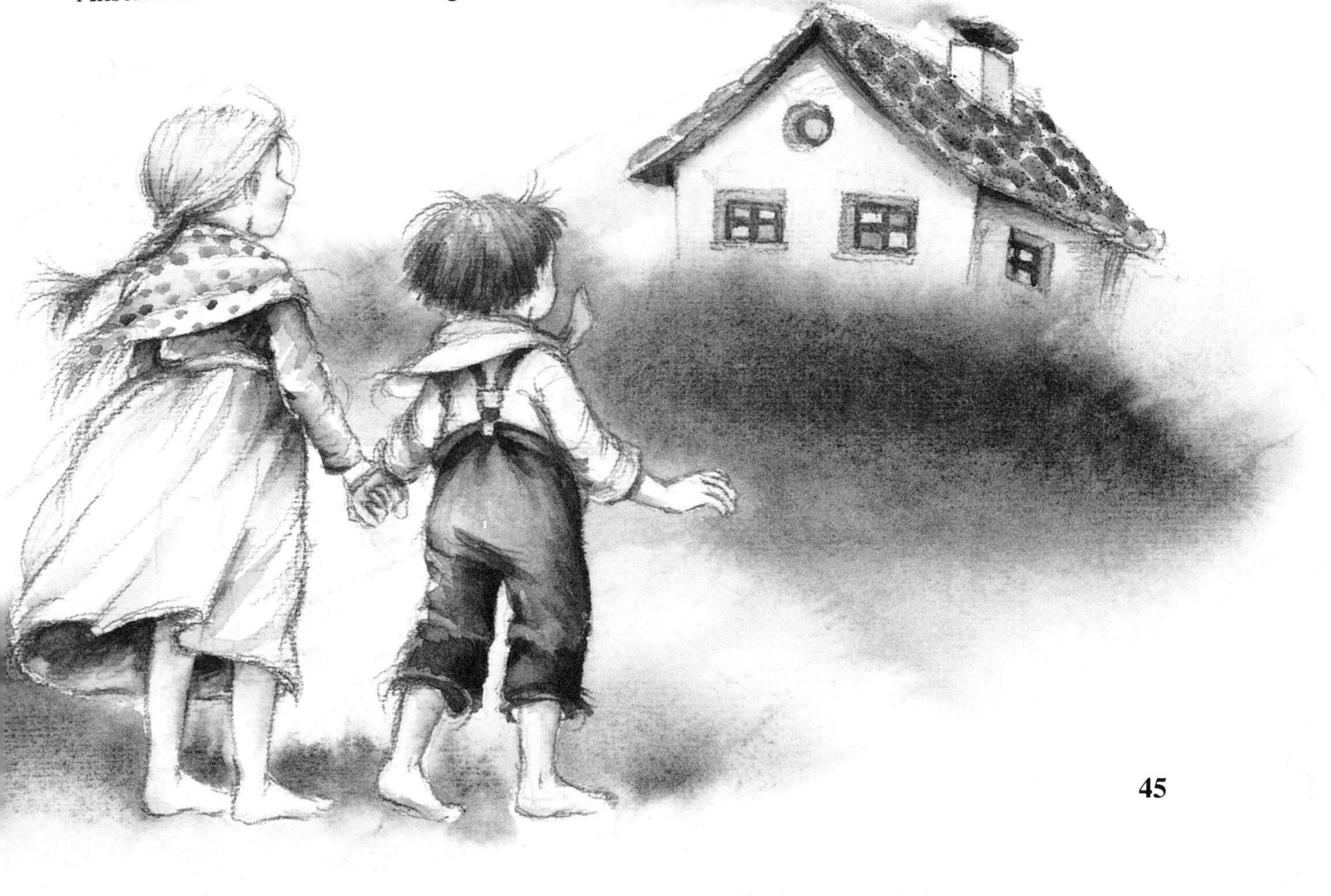

Raupenspaziergang

Material: für jeden Spieler ein Kissen und ein zusätzliches Kissen

MitspielerInnen: 10 und mehr Personen **Alter:** ab 3 Jahre

Wenn Raupen sich zu einem Spaziergang auf den Weg machen, so ist das immer sehr mühsam, denn sie kommen nur langsam voran.
Aber auch eine Raupe will schließlich etwas von der Welt sehen!

Jeweils fünf Spieler stellen sich hintereinander auf. Sie bilden eine Raupe. Jeder der Mitspieler steht auf einem Kissen. Hinter dem Letzten in der Reihe liegt ein zusätzliches Kissen.
Jetzt macht sich die Raupe auf den Weg. Dazu hebt der letzte Spieler das Kissen hinter sich auf und reicht es schnell nach vorne weiter. Ist es dort angekommen, legt der Erste das Kissen vor sich auf den Boden und die ganze Raupe bewegt sich um ein Kissen nach vorne. Nun ist hinten wieder ein freies Kissen, daß nach vorne gereicht wird.
So schlängeln sich die Raupen kreuz und quer durch die Welt.
Besonders lustig wird es, wenn die Spielfläche, auf der die Raupen sich bewegen dürfen, sehr klein ist.

Po an Po

Material: viele Kissen

MitspielerInnen: 8 und mehr Personen **Alter:** ab 3 Jahre

Die Kissen werden im Raum verteilt auf dem Boden ausgelegt. Eine schnelle Musik wird eingespielt und die Spieler tanzen dazu rückwärts durch den Raum.
Irgendwann unterbricht die Spielleitung die Musik und ruft eine Zahl aus.
Schnell müssen sich alle rückwärts laufend einen Platz auf einem Kissen suchen. Dabei dürfen immer nur so viele Mitspieler Po an Po auf einem Kissen Platz nehmen, entsprechend der ausgerufenen Zahl.
Setzt die Musik wieder ein, tanzt jeder Spieler alleine rückwärts weiter.

Es fliegt was in der Luft

Material: Leuchtschminke, je Spieler ein Kissen, evtl. Musik

MitspielerInnen: 6 und mehr Personen **Alter:** ab 3 Jahre

Mit Leuchtschminke bemalen sich die Mitspieler die Gesichter. Diese Schminke ist im Dunkeln gut sichtbar. Sie ist zwar nicht ganz billig, jedoch lassen sich tolle Effekte damit bei jeder Tanzparty erzielen.

Anschließend wird der Raum abgedunkelt, so daß die Gesichter der Mitspieler gut sichtbar sind. Jeder hat ein Kissen. Zu einer schnellen Musik bewegen sich die „bunten Gesichter" durch den Raum.
Aber ständig fliegt was durch die Luft, nämlich ein Kissen. Doch das ist garnicht gut sichtbar.
Aufgepaßt: es darf kein Kissen zu Boden fallen.
Wie gut, daß Ihr wenigstens die Gesichter erkennen könnt!

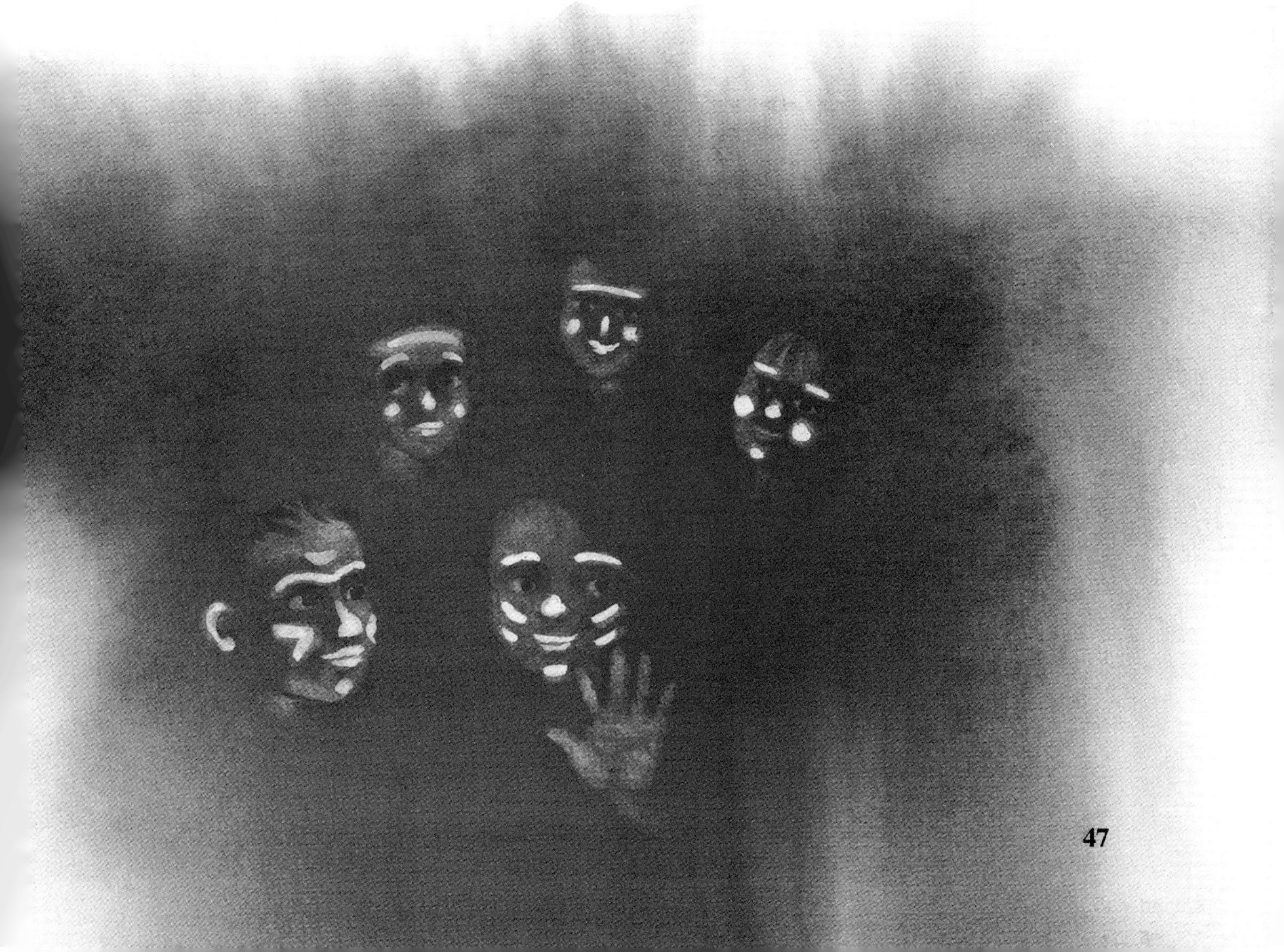

Rucksack packen

Material: Kissen in unterschiedlichen Farben (z.B. 3 rote, 3 gelbe, 3 grüne ...Kissen), schnelle Musik

MitspielerInnen: 6 und mehr Personen

Alter: ab 3 Jahre

Jeder Spieler erhält ein farbiges Kissen. Es sollten dabei immer mehrere Kissen der gleichen Farbe im Spiel sein.
Die Spielleitung läßt eine schnelle Tanzmusik laufen, zu der sich die Mitspieler im Raum bewegen. Während des Tanzens tauschen die Spieler untereinander beliebig oft die Kissen.
Setzt die Musik aus, ruft die Spielleitung eine Farbe, z.B. „Rot!"
Schnell stapeln alle, die keine roten Kissen haben, ihr Kissen auf den ausgestreckten Armen derjenigen, die ein rotes Kissen haben.
Setzt die Musik wieder ein, tanzt jeder wieder mit einem Kissen weiter.

Schneckenrennen

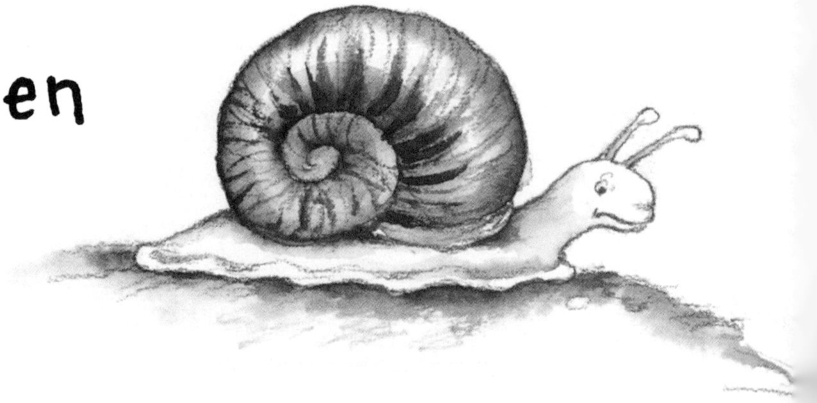

Material: je Spieler ein Kissen

MitspielerInnen: 4 und mehr Personen

Alter: ab 3 Jahre

Die Schnecken veranstalten ein Wettrennen. Alle legen sich hinter einer Startlinie flach auf den Boden, mit dem Gesicht nach unten.
Jede Schnecke bekommt von der Spielleitung ein Schneckenhaus; ihr wird also ein Kissen auf den Rücken gelegt. Das Schneckehaus darf man selbstverständlich nicht verlieren.
Wer sein Schneckenhaus unterwegs verliert, muß an der Startlinie neu beginnen.
Die Schnecken kriechen dabei in der Weise vorwärts, daß sie ihre Hände aufstützen, die Beine anziehen, so daß der Po hochkommt und sich dann nach vorne wieder senken. Die Spielleitung muß die Bewegungen den Schnecken zu Anfang einmal vormachen.
Auf ein Startzeichen der Spielleitung kann das Wettrennen beginnen.

Anmerkung:
Der Boden muß bei diesem Spiel glatt sein. Es darf kein Teppichboden sein!

Umzug

Material: Plakatkarton in vier verschiedenen Farben, viele Kissen, Schminke, schnelle Musik

MitspielerInnen: 10 und mehr Personen **Alter:** ab 3 Jahre

Die vier Ecken des Raumes werden mit etwas Pappe in vier verschiedenen Farben markiert. Dazu klebt ihr die Pappe gut sichtbar mit Tesa-Krepp an die Wand.
Wir erhalten so vier Farbecken. In jede Farbecke legt die Spielleitung einen Berg Kissen.
Nun werden die Mitspieler in vier etwa gleichgroße Gruppen eingeteilt. Alle erhalten mit etwas Schminke eine farbige Nase, die der Farbe einer Ecke entspricht.
Zu einer schnellen Musik tanzen die Spieler durch den Raum.
Setzt die Musik aus, ruft die Spielleitung den „Umzug“ aus.
Das bedeutet, die Spielleitung gibt bekannt, wer mit wem die Wohnung tauscht:

„Rot zieht nach gelb.
Gelb zieht nach rot.
Grün zieht nach blau.
Blau zieht nach grün!“

Schnell müssen die Mitglieder z.B. der roten Gruppe ihre Möbel (=Kissen) aus ihrer Wohnung, also der roten Farbecke holen, und sie in die gelbe Ecke transportieren.
Sind alle Möbelstücke jeder Farbgruppe gut untergebracht, setzt wieder die Musik ein.
Bis zum nächsten Umzug!
Langsam steigert die Spielleitung das Tempo.
Das heißt, während alle Gruppen noch im Umzug begriffen sind, hat es sich eine Gruppe anders überlegt:

„Ach nein, blau hat es sich anders überlegt und zieht doch lieber zu gelb und gelb zieht lieber zu rot!“

Schon bald wird der Umzug in ein fürchterliches, doch sehr lustiges Chaos ausarten!

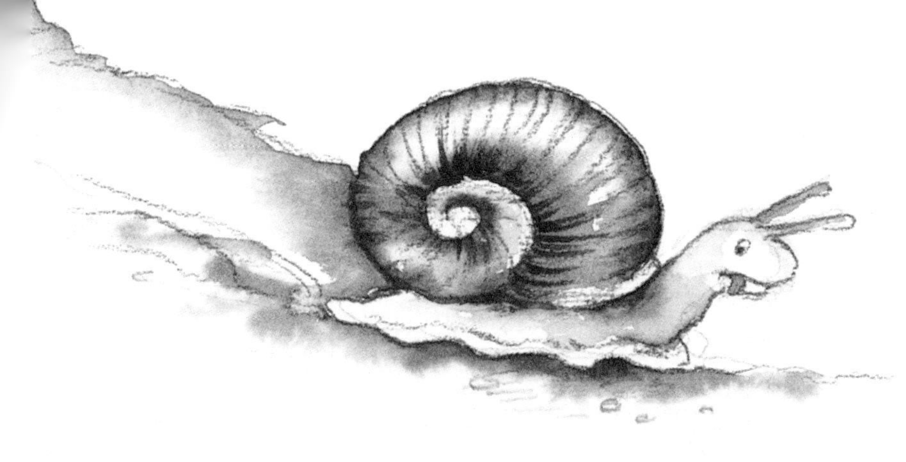

Hungrige Krebse

Material: viele Kissen

MitspielerInnen: 2 und mehr Personen **Alter:** ab 3 Jahre

Hungrige Krebse streiten sich um einen „Leckerbissen“. Dabei spielen in jeder Spielrunde zwei Krebse gegeneinander.
In der Mitte des Raumes liegt der „Leckerbissen“, ein großer Berg Kissen. Die Krebse starten aus zwei gegenüberliegenden Ecken.
Sie dürfen sich nur wie Krebse fortbewegen, also auf allen vieren kriechend mit dem Bauch nach oben und rückwärts.
So kriechen die beiden Krebse auf den Kissenhaufen zu und versuchen, möglichst viele Kissen in ihre Ecke zu transportieren. Dabei heben sie ein oder auch mehrere Kissen in der Mitte hoch, legen sie auf den Bauch und tragen sie nach Hause.
Die Krebse dürfen selbst bestimmen, wie viele Kissen sie bei einem Gang transportieren. Doch fällt auch nur ein Kissen auf dem Rückweg zu Boden, müssen alle Kissen in die Mitte zurücktransportiert und neu aufgeladen werden.

Ist der „Leckerbissen“ verspeist, wird für die nächsten zwei Krebse ein neuer Berg Kissen aufgehäuft und die zweite Spielrunde kann beginnen.

Regenbogen

Material: für die Hälfte der Spielgruppe unterschiedlich farbige Kissen (je Person ein Kissen)

MitspielerInnen: 6 und mehr Personen **Alter:** ab 3 Jahre

Die Hälfte der Gruppe erhält unterschiedlich farbige Kissen. Alle Spieler setzen sich auf den Boden im Kreis. Die Kissen werden einander zugespielt.
Irgendwann ruft die Spielleitung eine Farbe aus, z.B. „Rot!“.
Jetzt heißt es für die Spieler mit den roten Kissen aufgepaßt! Denn die übrigen Spieler dürfen sie nun mit ihren Kissen bewerfen.
Auf ein Signal der Spielleitung (z.B. eine Pfeife) ist diese kurze Kissenschlacht beendet. Die Hälfte der Gruppe nimmt sich wieder ein Kissen und die zweite Spielrunde beginnt.
Ruft die Spielleitung aber „Regenbogen!“, bewerfen sich alle gegenseitig mit ihren Kissen.

Auf dem Tablett

Material: je Spieler ein Kissen, mehrere Bälle

MitspielerInnen: 8 und mehr Personen **Alter:** ab 3 Jahre

Die Spieler liegen auf dem Rücken in einem engen Kreis. Die Füße weisen zur Kreismitte. Dann strecken alle ihre Beine in die Luft zu einer „Kerze“. Auf die (nackten) Füße legt die Spielleitung jedem ein Kissen. Die Spieler schließen die Augen.
Ein Mitspieler steht außerhalb des Kreises. Er erhält mehrere Bälle. Leise schleicht er um den Kreis und versucht, den anderen Bälle auf ihr „Tablett“ (d.h. ihr Kissen) zu legen, ohne daß sie etwas davon merken.
Spürt ein Spieler im Kreis, daß etwas auf seinem Kissen liegt, so darf er aufspringen und versuchen, den außenstehenden Mitspieler mit dem Ball abzutreffen. Gelingt ihm das, tauschen die beiden Spieler die Rollen. Wirft er daneben, so muß er sich wieder in den Kreis legen und der Spieler außerhalb des Kreises darf weiter versuchen, seine Bälle unauffällig loszuwerden.

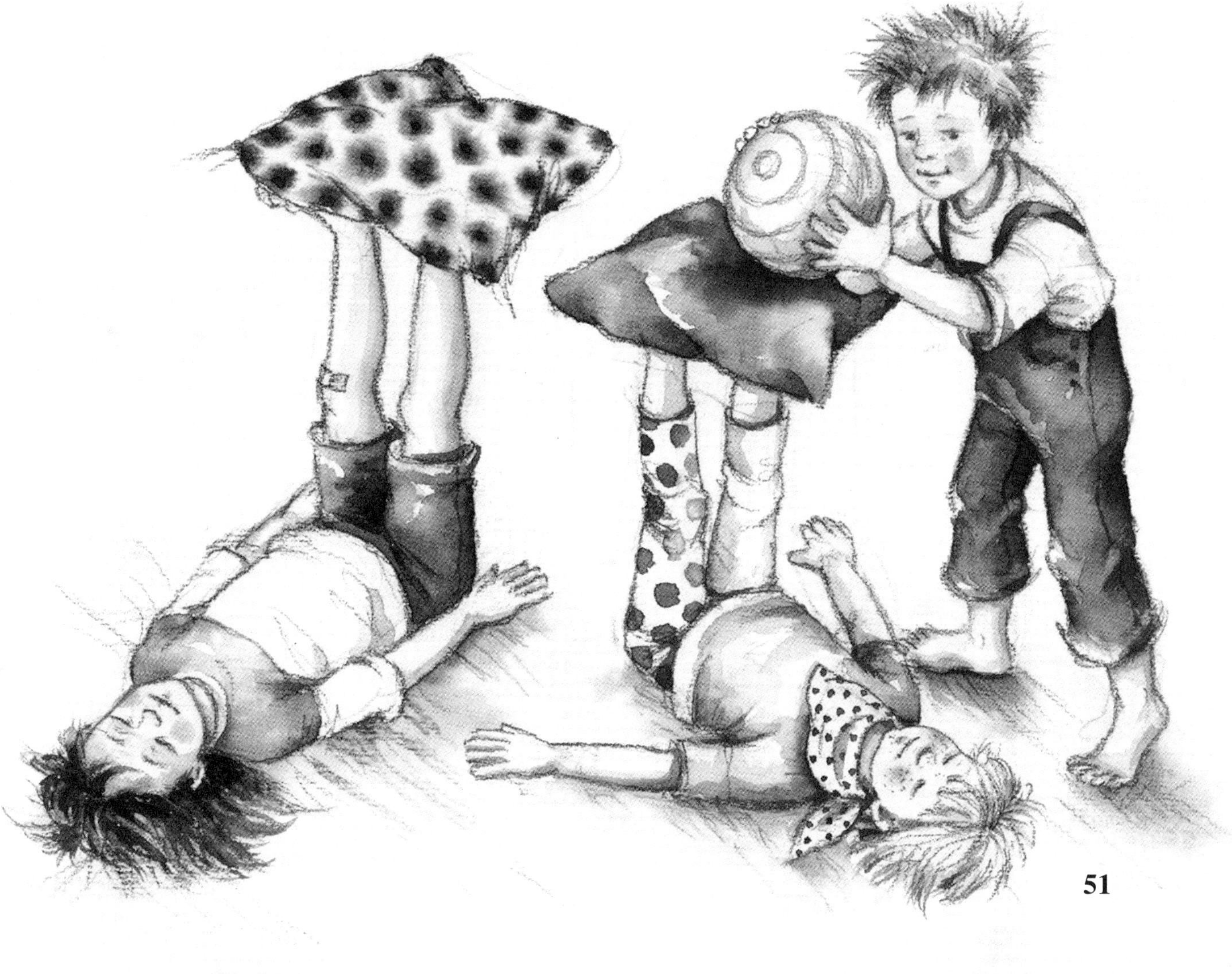

Lückenfüller

Material: je Spieler ein Kissen, Trommel oder Tambourin, ein Ball

MitspielerInnen: 8 und mehr Personen **Alter:** ab 3 Jahre

Die Kissen werden zu einem Kreis auf dem Boden ausgelegt. An einer Stelle des Kreises sollte eine kleine Lücke bleiben. Auf der Seite des Kreises, wo sich die Lücke befindet, wird in einiger Entfernung (5 Meter und mehr) ein Ball gelegt. Dann stellt sich jeder Mitspieler auf ein Kissen. Das Spiel beginnt, indem die Spielleitung mit einer Trommel oder einem Tambourin den Laufrhythmus angibt. Die Spieler bewegen sich dazu bei jedem Trommelschlag um ein Kissen rechts herum weiter. Auch die Lücke muß beim Trommelschlag von einem Kind, das gerade an dieser Stelle ist, gefüllt werden. Es ist in dem Moment der „Lückenfüller."
Setzt ein Trommelwirbel ein, so muß das Kind, das gerade der „Lückenfüller" ist, gefangen werden.
Die anderen stürzen sich also so schnell wie möglich auf ihn. Doch auch der „Lückenfüller" reagiert. Er versucht, den Ball zu erreichen. Die anderen jagen hinterher. Setzt die Trommel wieder ein, nehmen die Mitspieler erneut ihre Startpositionen auf den Kissen ein und die nächste Spielrunde beginnt.

Langsam sollte die Spielleitung den Laufrhythmus durch schnelleres Trommeln immer mehr steigern.
Auch ein Mitspieler kann einmal den Trommelrhythmus angeben.

Im Strassenverkehr

Material: für jeden Spieler ein Kissen

MitspielerInnen: 6 und mehr Personen **Alter:** ab 3 Jahre

Alle spielen Autos im Straßenverkehr. Dazu hält jeder Mitspieler sein Kissen mit ausgestreckten Armen vor sich.
Nun fahren die Autos kreuz und quer durch den Raum. Einige fahren langsam, andere rasen wie verrückt. Ein Autofahrer fährt möglicherweise ständig zickzack, eine Autofahrerin immer rückwärts.
Manchmal passiert ein Unfall und zwei Autos stoßen frontal zusammen. Wie gut, daß wir so weich gepolstert sind!

Ritter-Kampf

Material: für jedes Paar ein Kissen, großer Pappkarton

MitspielerInnen: 6 und mehr Personen **Alter:** ab 3 Jahre

In der Mitte des Raumes befindet sich ein großer Karton.
Eine Person spielt das Pferd beim Ritterkampf, eine Person den Ritter. Ritter und Pferd postieren sich am Rand des Raumes. Jetzt besteigt jeder Ritter sein Pferd, d.h. ein Spieler wird vom anderen auf dem Rücken getragen.
Jeder Ritter erhält von der Spielleitung ein Kissen.
Auf ein Startzeichen kann der Ritterkampf beginnen. Dabei versucht jeder Ritter, sein Kissen im Karton zu landen, jedoch gleichzeitig die anderen Ritter daran zu hindern oder auch mit seinem Kissen vom Pferd zu stoßen.
Gelingt es einem Ritter, sein Kissen im Karton zu landen, tauschen Reiter und Pferd die Rollen und die nächste Spielrunde beginnt.

Das erwählte Kissen

Material: ca. 6 bis 10 Kissen

MitspielerInnen: 4 und mehr Personen **Alter:** ab 3 Jahre

Im Raum werden Kissen mit einigem Abstand zueinander auf dem Boden verteilt.
Ein Spieler verläßt den Raum.
Die Gruppe entscheidet sich nun gemeinsam für ein Kissen, das zum erwählten Kissen ernannt wird. Dann wird der Spieler von draußen hereingeholt.
Er soll versuchen, das erwählte Kissen herauszufinden und sich darauf setzen.
Die Gruppe soll ihm dabei durch leichte mimische Signale Hilfestellungen geben.
Dazu laufen alle wie bei einem kleinen Spaziergang durch den Raum.
Der Spieler läuft ebenfalls mit und beobachtet dabei die anderen.
Die pantomischen Signale sollten natürlich nicht zu offensichtlich sein.
Die Spielleitung muß vor dem Spiel einige mimische Beispiele und Verhaltensmöglichkeiten geben.

Ist es dem Spieler gelungen das erwählte Kissen herauszufinden, klatscht die Gruppe ihm Beifall.
War es nicht das erwählte Kissen, auf das er sich gesetzt hat, so läuft das Spiel weiter.

Anschließend darf sich ein anderer Spieler auf die Suche begeben.

Bug und Heck

Material: Tesa-Krepp, viele Kissen

MitspielerInnen: 5 und mehr Personen **Alter:** ab 3 Jahre

Auf dem Boden des Raumes wird mit Tesa-Krepp oder Kreide ein Schiff geklebt oder gemalt, in dessen Rumpf alle Spieler genügend Platz haben.
Dieses Schiff muß nicht besonders perfekt sein.
Auf die eine Seite des Schiffes legen wir die Ladung (= ein Berg Kissen).
Die Spieler sitzen im übrigen Teil des Schiffes.
Jetzt kann das Spiel beginnen.
Die Spielleitung erzählt die spannende Geschichte einer Seefahrt.

Mögliche Elemente der Geschichte könnten sein:

- Die Spieler holen ihre Ruder heraus und beginnen zu rudern.
- Es ist wunderbares Wetter. Wir sonnen uns ein wenig.
- Wind kommt auf. Alle pusten.
- Dunkle Wolken sind am Himmel. Ein Sturm zieht auf. Wir ziehen uns pantomimisch Regenjacken und Gummistiefel an.
- Die Wellen schlagen immer höher. Es beginnt zu regnen.
- Das Schiff schwankt hin und her. Die Ladung verrutscht von Bug nach Heck. Schnell müssen alle gemeinsam die Ladung auf die andere Seite befördern.
- Der Sturm wird immer stärker. Und die Ladung rutscht ständig hin und her. Die Spielleitung steigert also das Tempo.
- Einzelne Ladungsstücke gehen über Bord. (Die Spielleitung wirft sie außerhalb des Bootes.) Einige Spieler springen ins Wasser und holen sie wieder auf das Schiff.
- Der Sturm hat ein Loch in den Boden des Schiffes gerissen. Wir müssen Wasser herausschöpfen. Einige versuchen, das Loch zu stopfen.

Bestimmt fallen den Mitspielern noch andere Spielimpulse ein.
Es können auch von der Spielleitung zu Beginn des Spiels Rollen verteilt werden: z.B. Steuermann, Koch, 1. Offizier, 2. Offizier, Kapitän, blinder Passagier.
Mit Verkleidungsstücken kann man die Rollen noch mehr ausschmücken.

SCHMUSEKISSEN

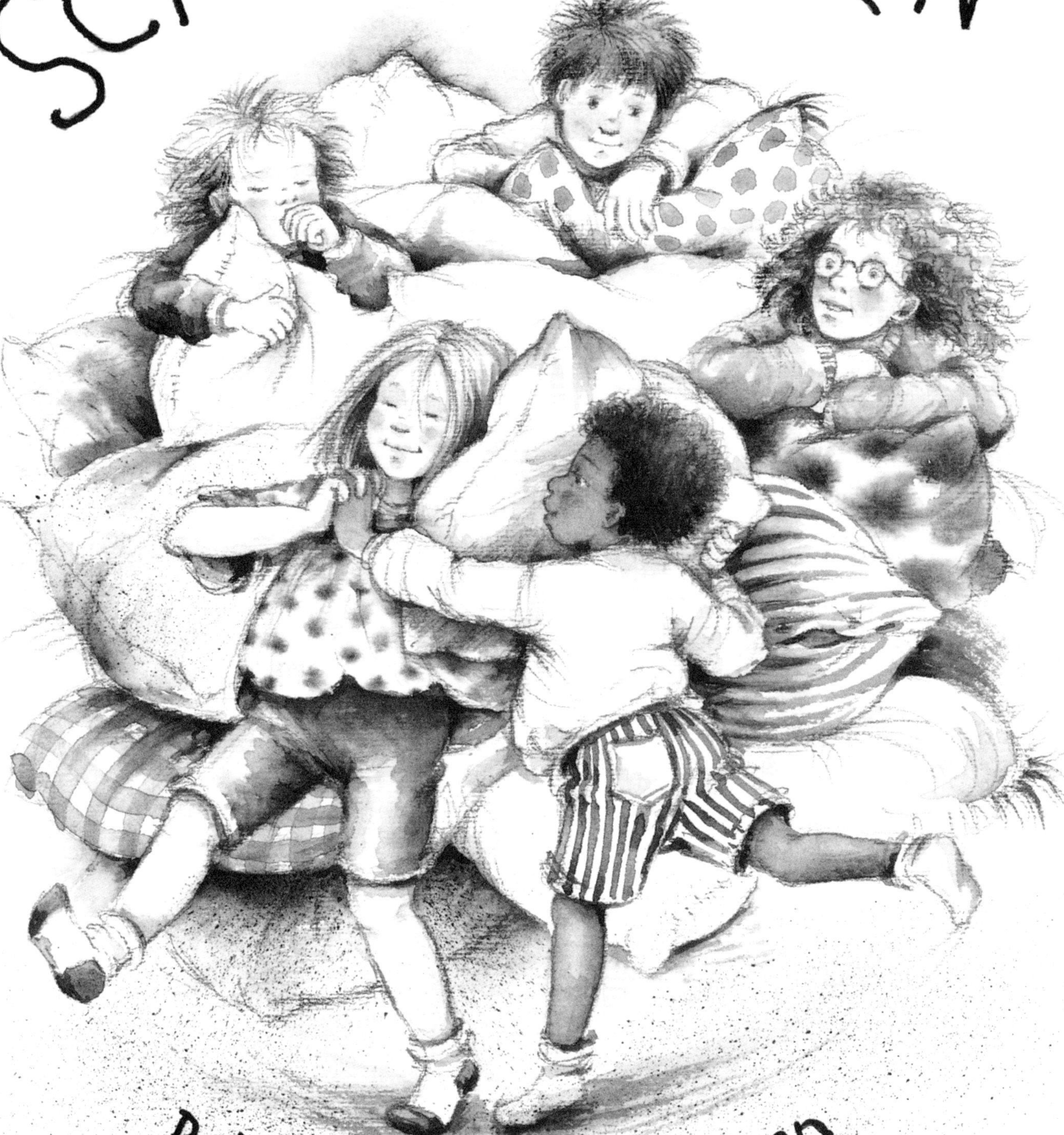

Ruhige Spiele mit Kissen

Was gehört zu wem?

Material: je Spieler ein Kissen in verschiedenen Farben und Formen

MitspielerInnen: 6 und mehr Personen **Alter:** ab 3 Jahre

Jeder Spieler hat ein Kissen. Die Kissen sollten bei diesem Spiel unterschiedliche Farben oder auch unterschiedliche Größen und Formen haben.
Alle setzen sich mit ihrem Kissen zu einem Kreis zusammen. Nun stellt sich jeder mit seinem Kissen vor. Jan zum Beispiel steht auf, hebt sein Kissen hoch und sagt: „Guten Tag. Ich bin der Jan mit dem roten Kissen."
Dann ist der nächste Spieler an der Reihe. Haben sich alle Mitspieler so vorgestellt, legen sie ihre Kissen zu einem Berg in der Mitte des Kreises zusammen.
Nun darf ein Spieler die Kissen zuordnen und muß dabei auch die Namen der anderen nennen.

Wer steckt da unter'm Kissen?

Material: pro Spieler ein Kissen, schnelle Tanzmusik

MitspielerInnen: 5 und mehr Personen **Alter:** ab 3 Jahre

Ein Spieler verläßt den Raum. Die anderen verstecken einen Mitspieler aus der Gruppe unter einem Kissenberg, so daß kein Zipfel mehr herausschaut.
Nun wird die Person von draußen hereingeführt. Sie soll herausfinden, wer sich unter dem Kissenhaufen befindet. Dazu darf sie nacheinander jeweils ein Kissen abdecken. Am besten laßt Ihr den Spieler bei den Füßen mit der Enthüllung beginnen.
Nach jedem abgedeckten Kissen darf er einmal raten. Wurde falsch geraten, so muß das nächste Kissen abgetragen werden.

Dieses Spiel macht besonders jüngeren Kindergartenkindern viel Spaß.

Schatz suche

Material: mindestens 20 Kissen; ein Schatz (z.B. eine kleine Schachtel mit etwas Süßem, zwei besonders schönen Steinen, zwei Muscheln oder ähnlichem)

MitspielerInnen: zwei und mehr Personen **Alter:** ab 3 Jahre

Zwei Piraten gehen auf Schatzsuche. Mit einem Kopftuch, Gürtel, Fernrohr und anderen Verkleidungsutensilien können sich schnell zwei Personen aus der Gruppe in Piraten verwandeln. Sie verlassen für kurze Zeit den Raum. Unter einem Kissenberg versteckt die Gruppe oder ein Erwachsener einen kleinen Schatz.
Jetzt beginnt für die beiden Piraten die Schatzsuche.
Nacheinander wird jeweils ein Kissen abgedeckt.
Wer als Erster den Schatz entdeckt, darf ihn öffnen.
Aber richtig nette Piraten teilen den Schatz natürlich gerecht unter sich auf!

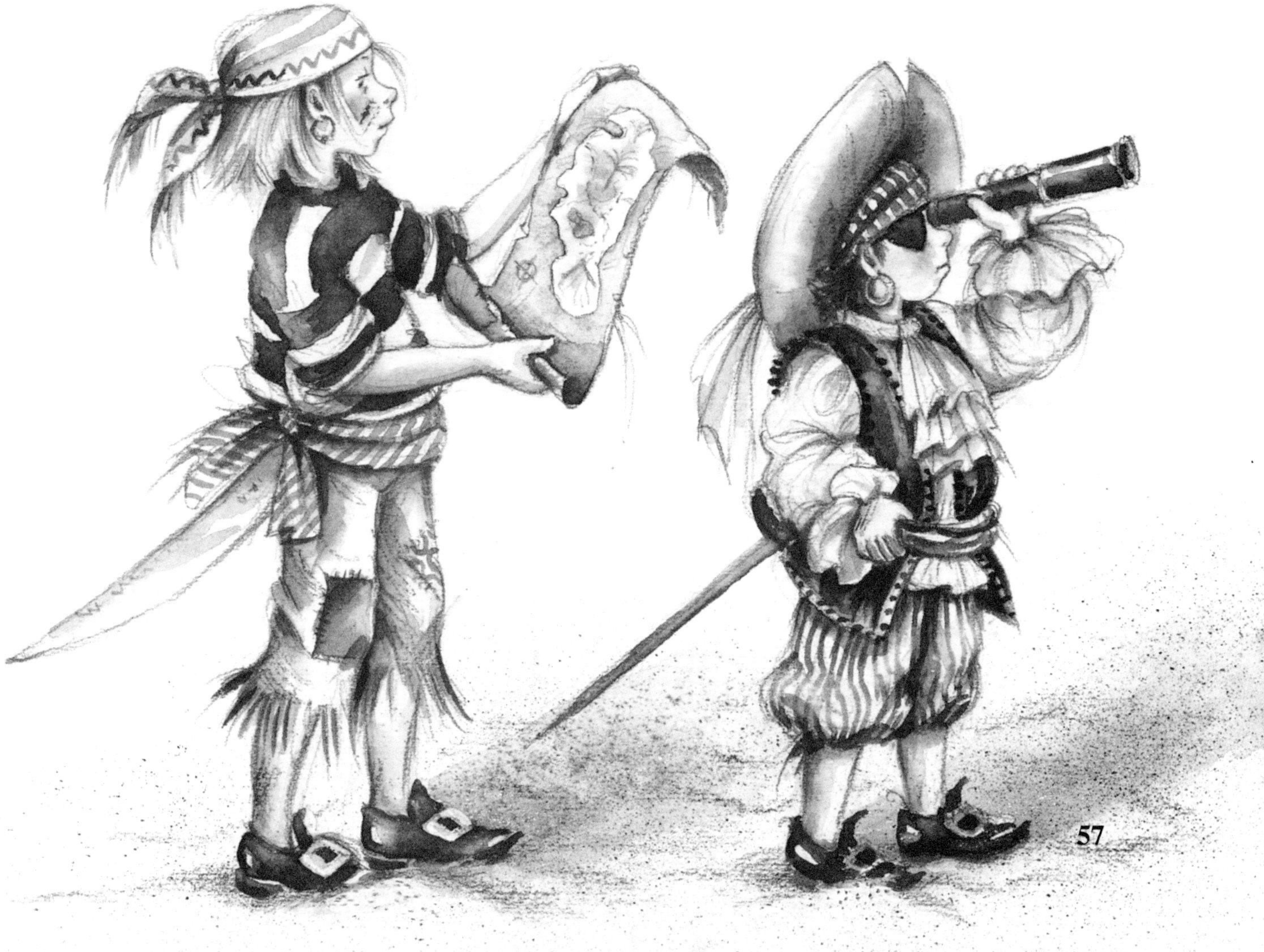

Die Prinzessin auf der Erbse

Material: viele Kissen mit Reißverschlüssen oder Knöpfen, eine Holzkugel, große Murmel oder Rassel

MitspielerInnen: 2 und mehr Personen **Alter:** ab 3 Jahre

Für dieses Spiel werden viele Kissen benötigt, die zu einem Haufen in der Mitte des Raumes liegen. In einem Kissen versteckt die Spielleitung zu Beginn des Spiels eine Holzkugel, oder große Murmel.
Die Spieler haben die Aufgabe, die Kugel zu finden.

Variante:

Statt einer Holzkugel oder Murmel kann auch eine kleine Rassel in einem der Kissen versteckt werden. Die Spieler können dann jedes Kissen schütteln, um das richtige Kissen herauszusuchen. Diese Variante ist besonders für jüngere Kinder geeignet.

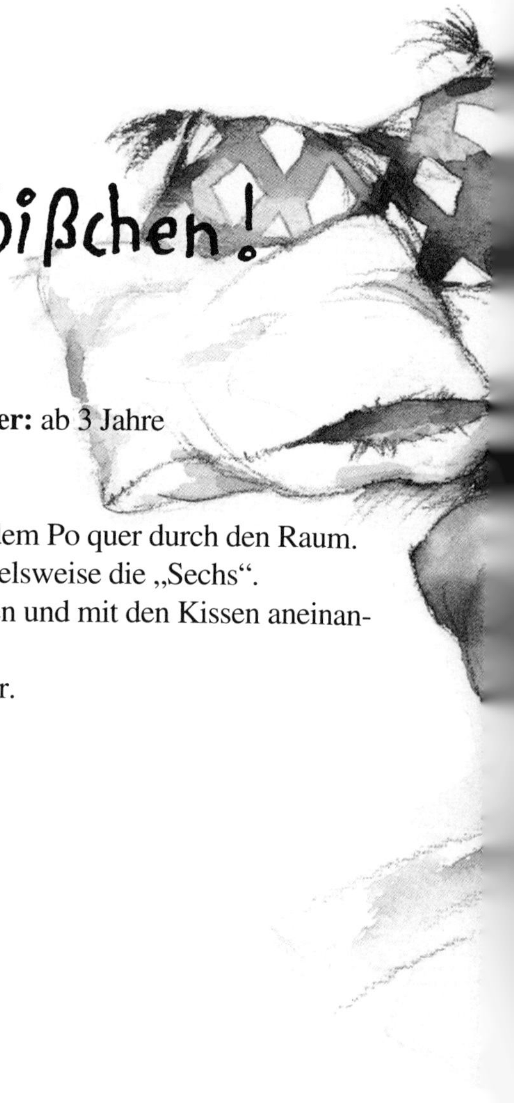

Komm, wir kuscheln ein bißchen!

Material: für jeden Spieler ein Kissen, schnelle Tanzmusik

MitspielerInnen: 4 und mehr Personen **Alter:** ab 3 Jahre

Zu einer schnellen Tanzmusik tanzt jeder mit seinem Kissen unter dem Po quer durch den Raum. Stopt die Musik, ruft die Spielleitung eine Zahl in den Raum, beispielsweise die „Sechs“.
Sechs Mitspieler müssen sich jetzt rückwärts aufeinander zubewegen und mit den Kissen aneinander kuscheln.
Ertönt erneut die Musik, tanzt jeder alleine mit seinem Kissen weiter.

Fühl-Figuren

Material: mind. 20 Kissen oder mehr

MitspielerInnen: max. 20 Personen **Alter:** ab 3 Jahre

Ein Spieler wird zu Anfang kurz vor die Tür geschickt. Ihm werden draußen die Augen verbunden. Die anderen Gruppenmitglieder legen inzwischen aus Kissen eine Figur auf dem Boden aus, z.B. eine Acht, ein Dreieck, einen Kreis, ein Fragezeichen, einen Baum, ein Haus, ein Herz etc. Nun führen wir den Spieler herein und geleiten ihn an den Anfangspunkt der Figur. Mit geschlossenen Augen soll er die gelegte Figur erkennen. Dabei darf er entweder über die Kissen krabbeln oder mit nackten Füßen über die Kissen laufen.

Hinweis: Bei kleineren Kindern sollte dem ratenden Kind eine Begleitperson zu Hilfe gehen und das Kind führen.

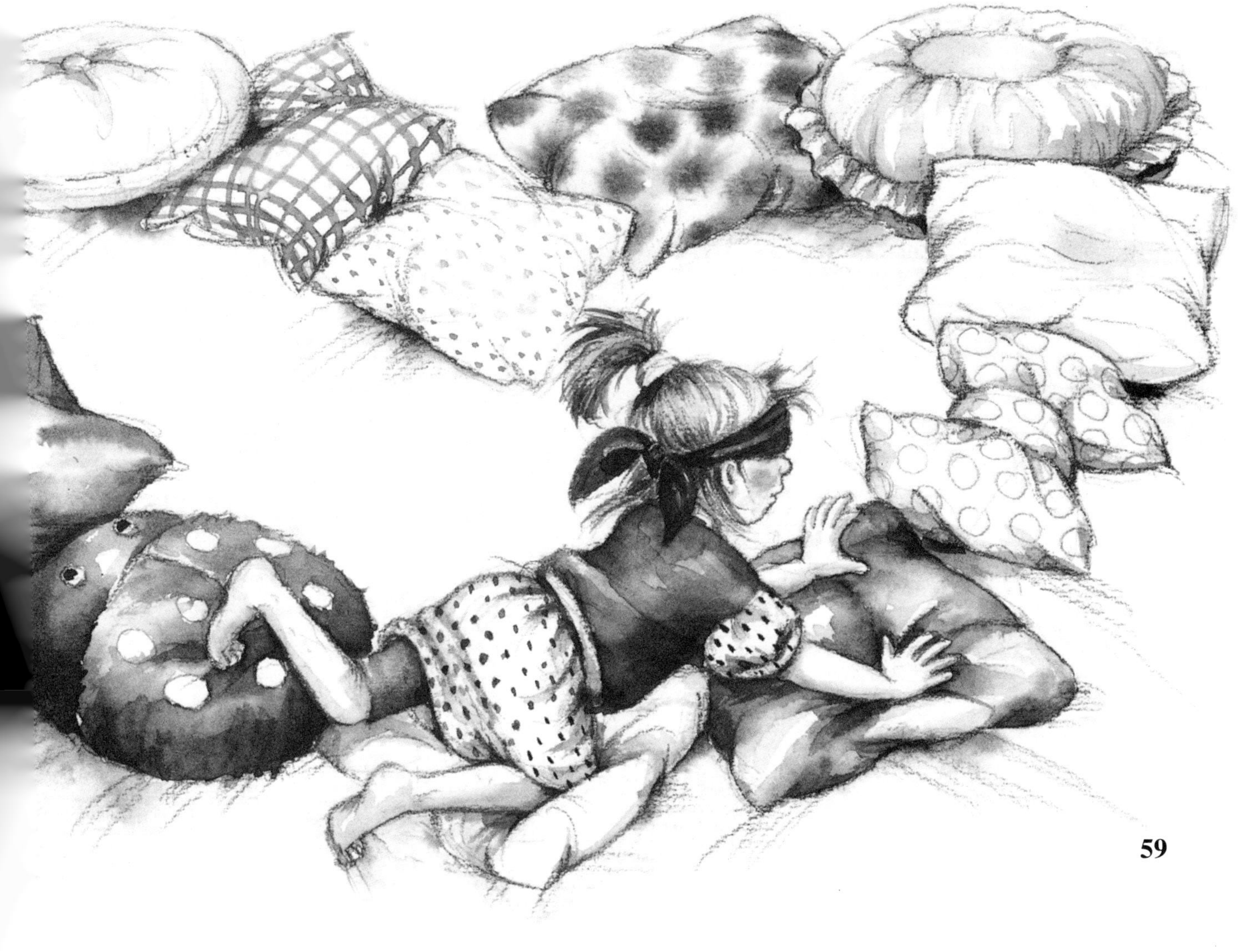

Fühlkissen

Material: mindestens 10 Kissen aus unterschiedlichen Materialien, davon ein sehr auffallendes Material (z.B. Samtkissen, besticktes Kissen o.ä.), je Spieler ein Halstuch oder Schal

MitspielerInnen: max. 10 Personen

Alter: ab 3 Jahre

Zu Beginn werden die Kissen auf dem Boden ausgelegt. Die Spieler ziehen ihre Schuhe und Strümpfe aus und laufen mit nackten Füßen über die Kissen.
Dabei weist die Spielleitung schon darauf hin, daß alle sich das Gefühl beim Laufen über das ausgefallene Kissen gut merken sollen.

Nun werden den Spielern die Augen verbunden. Die Spielleitung verändert die Lage der Kissen im Raum.
Und schon kann es losgehen!
Jeder geht vorsichtig durch den Raum und versucht, das ausgefallene Kissen zu finden. Dabei dürfen alle nur mit den Füßen fühlen.
Wer glaubt, das Kissen entdeckt zu haben, darf die Augenbinde abnehmen und nachsehen. Hat der Spieler richtig gefühlt, so geht er leise zur Seite, damit auch die anderen Platz haben, das Kissen zu finden.
Hat er falsch geraten, so verbindet die Spielleitung noch einmal die Augen und die Suche geht weiter.
Bei diesem Spiel sollte zu Anfang von der Spielleitung darauf hingewiesen werden, daß alle sich möglichst leise verhalten, besonders wenn sie das Kissen entdeckt haben.

Ziemlich wackelig!

Material: viele Kissen

MitspielerInnen: 2 und mehr Personen

Alter: ab 3 Jahre

Wer hat schon einmal versucht, aus Kissen einen Turm zu bauen? Das ist eine ziemlich wackelige Angelegenheit.
Ihr könnt zusammen versuchen, einen möglichst hohen Turm zu bauen. Jeder kann auch für sich einen eigenen Turm bauen.

Kissenlabyrinth

Material: möglichst viele Kissen

MitspielerInnen: max. 15 Personen **Alter:** ab 3 Jahre

Im Raum werden die Kissen so auf dem Boden ausgelegt, daß zwischen den einzelnen Kissen jeweils genügend Platz ist, um dazwischen herzulaufen.
Es werden Spielpaare gebildet. Dabei können bei etwas älteren Teilnehmern einem der beiden Spieler die Augen verbunden werden.
Wird das Spiel mit Kindergartenkindern durchgeführt, so genügt es, die Kinder die Augen schließen zu lassen.
Nun verteilen sich die einzelnen Spielpaare an die Wände des Raumes. Der sehende Spieler soll den „Blinden“ durch den Raum führen. Dazu geht er immer ein Stück vor dem „Blinden“ her und dirigiert ihn um die Kissen. Der „Blinde“ darf auf kein Kissen treten.
Wer führt, darf nur mit Stimmgeräuschen dirigieren, d.h. er kann einen Dauersummton oder auch einen Pfeifton oder gar ein Schnalzen wählen.
Je unterschiedlicher die Signale der Dirigierenden sind, desto leichter fällt es den „Blinden“, seinen Partner wiederzuentdecken.
Ist es gelungen, einmal den Raum zu durchqueren, tauschen die Spielpaare die Rollen.

Sänfte

Material: je Paar zwei Tanzstäbe oder Gymnastikstäbe, einige Kissen, Hindernisse (Turnbänke, Stühle, gespannte Schnur u.ä.)

MitspielerInnen: 2 und mehr Personen **Alter:** ab 3 Jahre

Die Mitspieler bilden Paare. Jedes Paar erhält zwei Tanzstäbe, die sie zwischen sich halten (in jeder Hand einen Stab), so daß eine „Sänfte“ entsteht. Darauf stapelt Ihr einige Kissen.
Nun sollt Ihr mit Eurer Sänfte eine kleine Hindernisstrecke zurücklegen, ohne daß dabei ein Kissen herunterfällt.
Die Hindernisstrecke kann aus Tischen, Bänken, Stühlen, quer im Raum gespannten Schnüren und ähnlichem bestehen. Es sollte dabei variiert werden zwischen Hindernissen, über die Ihr klettern müßt und Hindernissen, unter denen Ihr herkriechen sollt.

Wer hätte das gedacht?

Material: Je Spieler mindestens ein Kissen

MitspielerInnen: eine Person und mehr **Alter:** ab 3 Jahre

Aus Kissen lassen sich ganz schnell und einfach lustige Puppen formen.
Diese Idee läßt sich daher mit etwas Hilfestellungen der Erwachsenen schon mit Kindergartenkindern umsetzen.

Hier einige Ideen, was Ihr mit den Kissen alles anstellen könnt:

Bei den unterschiedlichsten Kissen können mit etwas Kordel oder Gummiband Ohren, Nase oder Augen abgebunden werden.
Die folgenden Bilder illustrieren Euch, wie das aussehen kann:

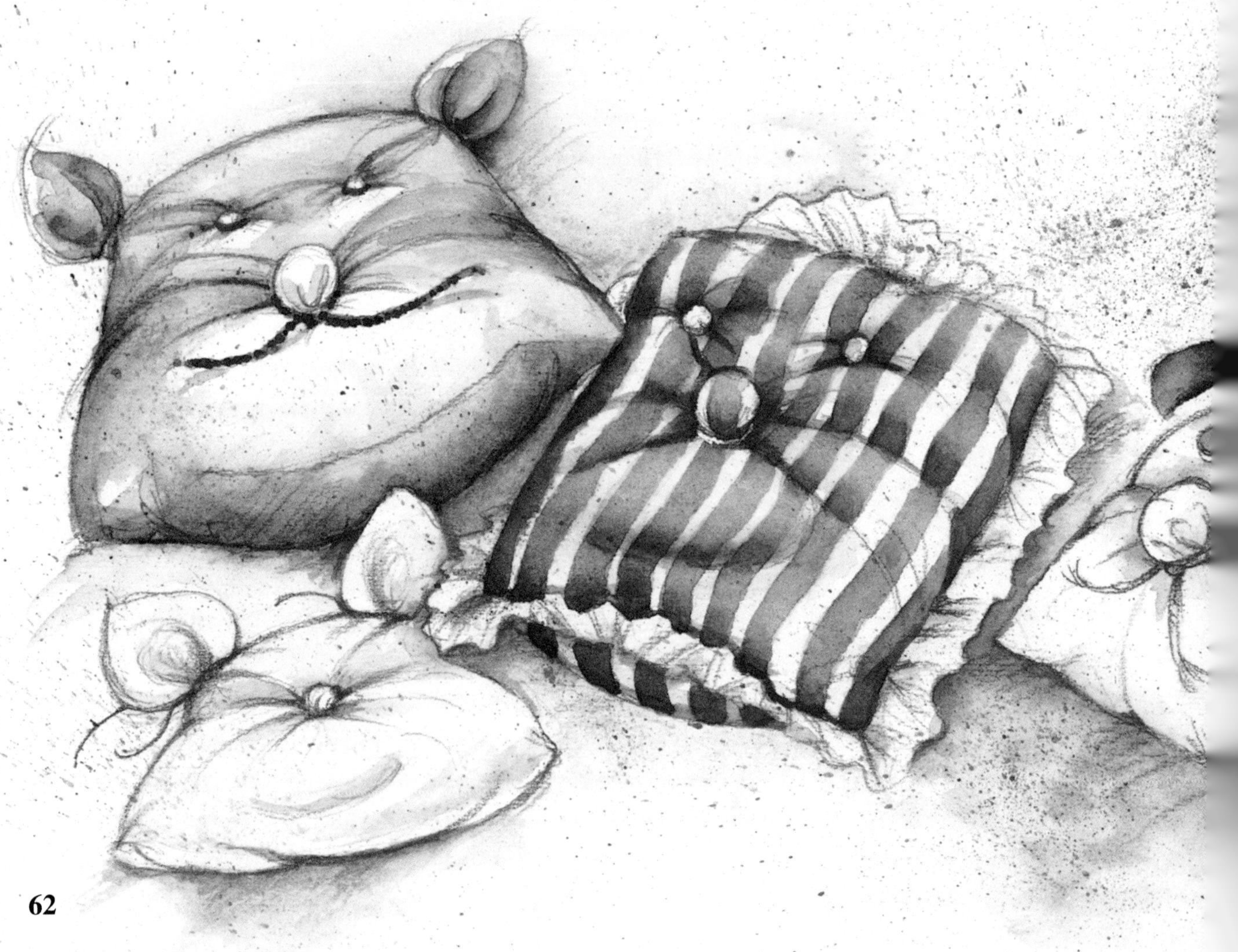

Durch verschiedene Nasen verwandeln sich Kissen in Sekundenschnelle in Tiere, Clowns, Opas mit Knollnasen, Zauberer und vieles mehr.
Diese Nasen könnt Ihr aus:

- festem, farbigem Plakatkarton oder Tonpapier
- aus Eierkartons
- aus leeren Joghurtbechern
- aus Toilettenpapierrollen oder Küchenpapierrollen
- aus Spülmitteldeckeln
- aus dem unteren Teil einer Milchtüte
- aus halbierten Plastikbällen

und anderen Dingen, die Ihr im Haushalt findet, basteln.
An den beiden Seiten müssen nur noch kleine Löcher gebohrt werden.
Durch diese Löcher zieht ihr am besten ein etwas festeres Gummiband (z.B. Hutgummi)

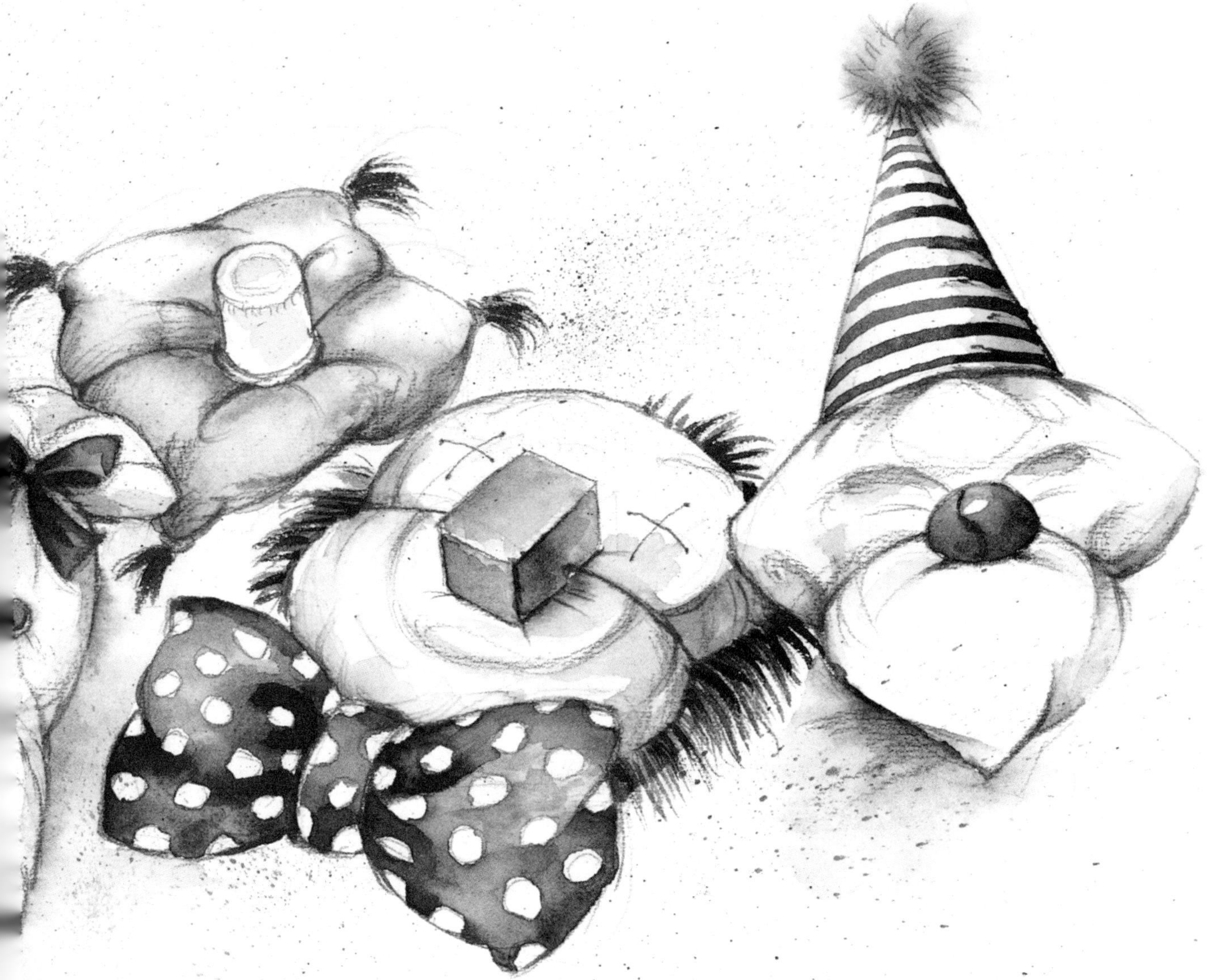

Andere Verkleidungsutensilien lassen sich selbstverständlich zusätzlich verwenden.
Hüte, Halstücher, Gürtel, Knöpfe, die als Augen festgenäht werden, Wollreste für die Haare....
alles ist machbar in unserer Puppenwerkstatt.

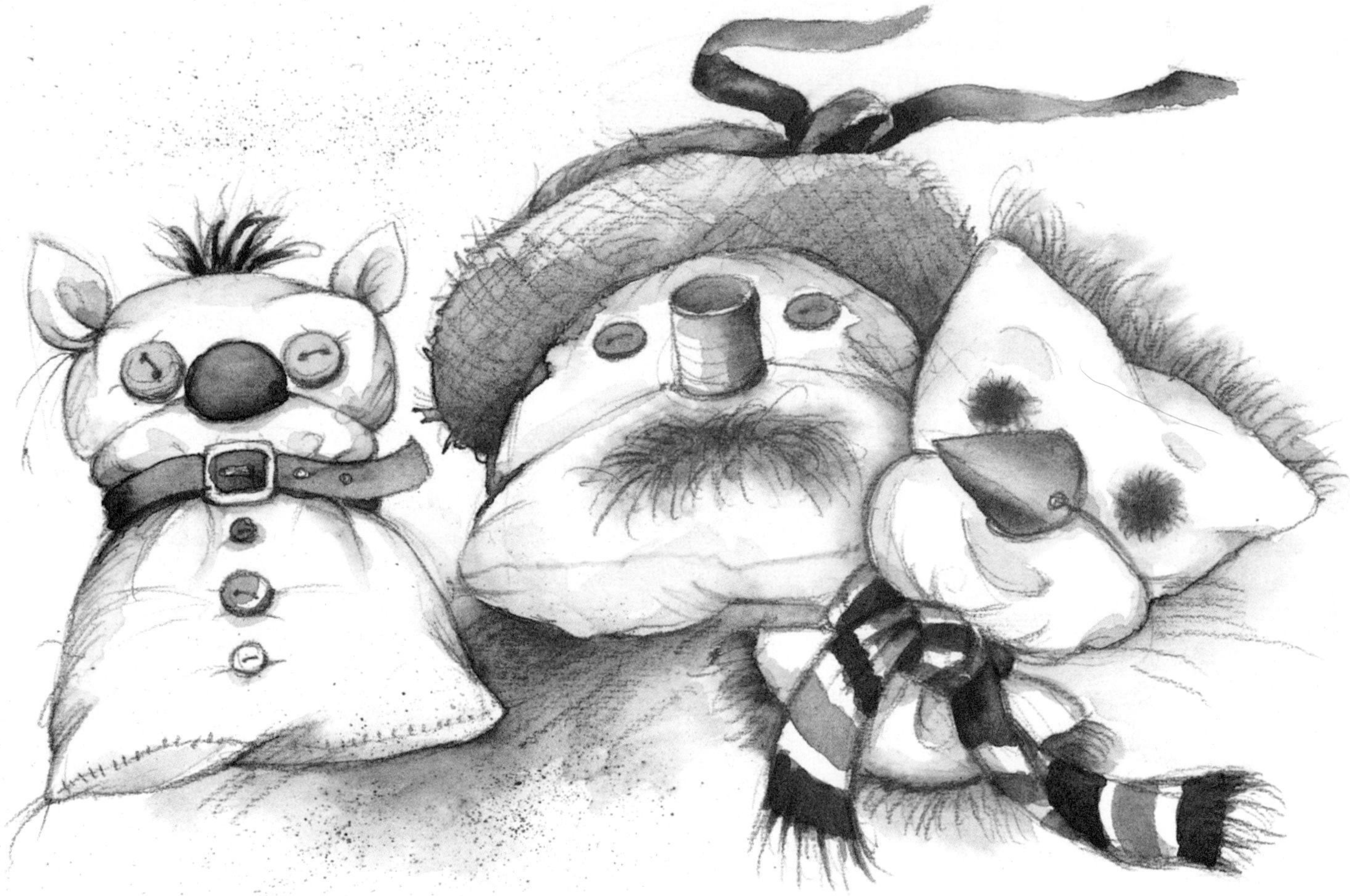

Und schon kann das Puppentheater beginnen!

Anmerkung:
Diese Kissen-Puppen sind leicht von den Spielern zu führen, da die Hände sich gut hinten in die Kissen reinkrallen können.
Sie lassen sich zudem ständig neu gestalten und mit eigener Phantasie weiterentwickeln und verändern.

Kapitän - Wirrwarr

Material: je Spieler ein Kissen, ein Hut, schnelle Tanzmusik, Tesa-Krepp

MitspielerInnen: fünf und mehr Personen **Alter:** ab 6 Jahre

Ein Mitspieler erhält einen Hut, den er sich aufsetzt. Er spielt „Kapitän Wirrwarr", der gleich das Buchstaben-Rätsel lösen muß und deshalb zu Anfang kurz den Raum verläßt.
Die Gruppe denkt sich ein Wort aus, das nicht zu lang sein darf. Es sollten nicht mehr Personen mitspielen, als das Wort Buchstaben zählt.
Die Buchstaben des Wortes werden auf die Mitspieler verteilt, und jeder klebt seinen Buchstaben mit etwas Tesa-Krepp gut lesbar auf eine Seite seines Kissens.
Nun wird Kapitän Wirrwarr hereingeführt und das Spiel kann beginnen.
Die Gruppenmitglieder bewegen sich zu einer schnellen Tanzmusik durch den Raum. Dabei hält jeder sein Kissen so vor den Bauch, daß der Buchstabe gut sichtbar ist.
Kapitän Wirrwarr tanzt ebenfalls mit und prägt sich natürlich die Mitspieler und ihre Buchstaben gut ein.
Irgendwann unterbricht die Spielleitung die Musik. Die Spieler bleiben sofort auf ihrem Platz stehen und rufen gemeinsam das Rätsel-Wort aus. Gleichzeitig drehen alle ihre Kissen um.
Wo war noch gleich das „A"? Hatte Anne es auf ihrem Kissen stehen oder war es vielleicht doch Christoph?
„Käpitän Wirrwarr" hat es nicht leicht, das Buchstaben-Rätsel zu lösen und die Mitspieler in der richtigen Reihenfolge nebeneinander aufzustellen.
Sind alle vom Kapitän in der Reihe postiert, wird das Rätsel gelüftet, d.h. die Spieler drehen ihre Kissen um.
Anschließend darf jemand anders Kapitän Wirrwarr spielen und ein neues Rätsel lösen.

Bei einer großen Gruppe können die Tanzenden nach der ersten Runde wechseln. Es macht auch Spaß, zuzuschauen und vom Rand aus mitzuraten.

Variante für jüngere Schulkinder:

Die Spielregeln bleiben gleich. Jedoch werden die Kissen nicht umgedreht, wenn die Musik aussetzt. Kapitän Wirrwarr muß möglichst schnell das genannnte Wort zusammenstellen.

Variante für Jugendliche und Erwachsene:

Bei dieser Variante nennt die Gruppe Kapitän Wirrwarr nicht das gesuchte Wort. Er muß es selbst herausfinden. Die Gruppenmitglieder drehen dazu nicht ihre Kissen um. Aber es fällt auch einem gerissenen Kapitän nicht leicht, aus allen Buchstaben ein Wort zu bilden.

Armer kleiner Esel

Material: 5 - 10 Kissen

MitspielerInnen: ein und mehr Personen **Alter:** ab 3 Jahre

Dies ist ein sehr einfaches Spiel, das sich für den Kindergarten oder für Eltern-Kind-Gruppen eignet.

Ein Kind spielt den armen keinen Esel. Es hockt sich in die Mitte des Kreises auf allen Vieren hin.
Nun darf gestapelt werden., denn schließlich ist ein Esel ja ein Lasttier.
Wieviel Kissen kann der Esel wohl transportieren? Oder verwandelt er sich etwa in einen störrischen Esel, dem alle erst einmal gut zureden müssen?
Ein Kind darf dann den Esel eine Runde durch den Raum führen.

Auch in Paaren könnt Ihr das Spiel ausprobieren. Dann ist ein Kind der Esel, der vom Eseltreiber beladen und geführt wird.
Gepäck kann auch von einem auf den anderen Esel umgeladen werden.
Doch irgendwann will kein Esel mehr laufen. Was nun, Ihr Eseltreiber?

Dazu kann auch ein kleines Lied gesungen werden:

Ich bin ein kleiner Esel

(überliefert)

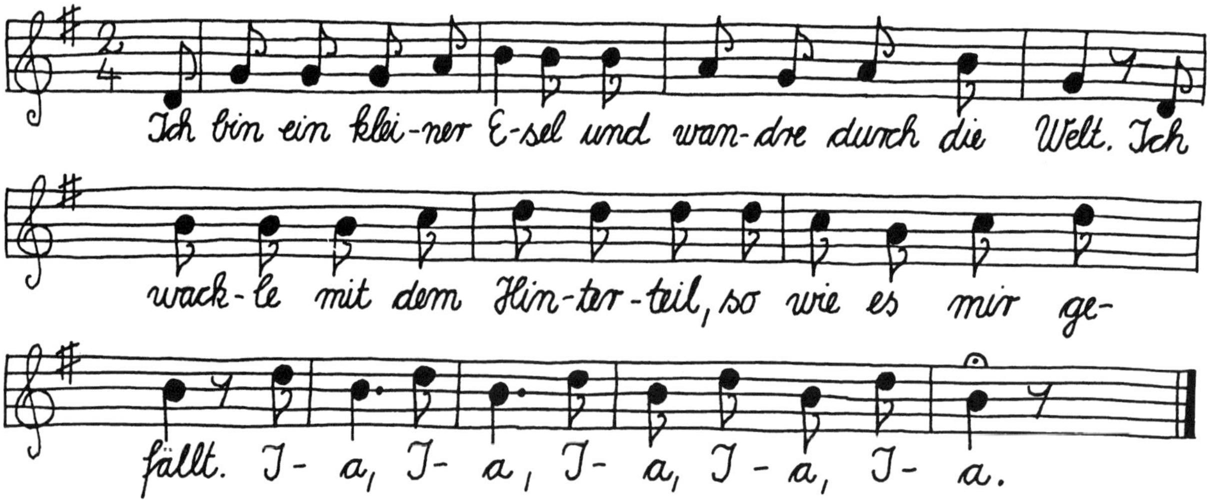
Ich bin ein klei-ner E-sel und wan-dre durch die Welt. Ich
wack-le mit dem Hin-ter-teil, so wie es mir ge-
fällt. I- a, I- a, I- a, I - a, I- a.

Was kratzt und piekt denn da?

Material: mindestens 6 Kissenbezüge mit Reißverschluß,
Füllmaterial (siehe: Spielbeschreibung), ein Schal oder Halstuch

MitspielerInnen: 4 und mehr Personen **Alter:** ab 3 Jahre

Auch mit Kissenbezügen lassen sich lustige Spiele veranstalten. In die Kissenbezüge füllen wir die unterschiedlichsten Materialien:
Kastanien, Steine, Tennisbälle, Löffel, Luftballons, Blätter, Kuscheltiere, Klopapierrollen und was Euch sonst noch so einfällt.
In jedem Bezug ist also eine andere Füllung. Die Kissenbezüge schließt Ihr und legt sie zu einem engen Quadrat auf dem Boden aus.
Eine Person wird mit verbundenen Augen hereingeführt. Sie hat die Aufgabe, über den Kissenteppich zu kriechen und ein bestimmtes Füllmaterial aufzuspüren, z.B. die Kastanien.
Anschließend werden die Positionen der Kissenbezüge verändert und ein anderer darf sich auf die Suche machen.

Perlenfischer

Material: zehn und mehr Kissen, ein Schal oder Halstuch,
ein großes Bettuch oder Schwungtuch

MitspielerInnen: 8 und mehr Personen **Alter:** ab 3 Jahre

Ein Spieler verläßt kurz den Raum. Er spielt gleich den Perlenfischer, der im Meer nach Perlen sucht.
Ein großes Bettuch oder Schwungtuch stellt unser Meer dar. Auf den Meeresboden legt die Gruppe eine bestimmte Anzahl Perlen (=Kissen).
Draußen vor der Tür verbindet die Spielleitung dem Spieler die Augen und führt ihn anschließend in den Raum.
Der Perlenfischer geht auf Perlensuche.
Er kriecht unter das Tuch und muß versuchen herauszubekommen, wieviele Perlen sich im Meer befinden.
Dann darf ein anderer einmal Perlenfischer sein.

Wolkenbruch

Material: ein großer Oberbettbezug, viele Luftballons, Matratzen

MitspielerInnen: 4 und mehr Personen **Alter:** ab 3 Jahre

Ein großer Oberbettbezug wird mit aufgeblasenen Luftballons gefüllt und verschlossen.
Jetzt dürfen die einzelnen Spieler sich nacheinander auf die große „Wolke“ legen und sich hineinkuscheln.
Anschließend lassen wir die große Wolke in die Luft steigen. Dazu heben alle Spieler gemeinsam das Luftballonkissen hoch und tragen es durch den Raum. Wir schleudern die Wolke gemeinsam in die Luft und fangen sie wieder auf.
Dann teilen wir die Spieler in zwei Gruppen und spielen uns die Wolke zu.
Zum Schluß sinkt die Wolke wieder zu Boden. Matratzen sollten die Unterlage bilden.
Jetzt stürzen wir uns alle zusammen auf die Wolken und lassen uns hineinplumpsen, bis es einen Wolkenbruch gibt, d.h. bis alle Luftballons platzen.

Das ist mein Kissen

Material: für jeden Spieler ein Kissen (die Kissen sollten unterschiedlich sein in Stoff, Größe, Verschlüssen, Form)

MitspielerInnen: 8 und mehr Personen **Alter:** ab 3 Jahre

Alle sitzen im Kreis. Jeder Spieler hat ein Kissen in der Hand. Mit geschlossenen Augen ertasten alle zu Anfang ihr Kissen. Dann legen sie ihre Kissen hinter sich, halten aber weiterhin die Augen geschlossen. Die Spielleitung sammelt die einzelnen Kissen nacheinander ein und gibt sie anderen Mitspielern in die Hand. Wer ein Kissen erhalten hat, soll es ertasten und herausfinden, ob es sich um sein Kissen handelt. Ist dies nicht der Fall, wird das Kissen rechts herum im Kreis weitergereicht. Wer meint, sein Kissen wiedergefunden zu haben, legt es in den Schoß und spielt weiter mit. Erst wenn jeder sich für ein Kissen entschieden hat, können die Augen geöffnet werden.

Variante:

Mit Duftstoffen lassen sich die Kissen leicht beträufeln. Nun sucht sich jeder Mitspieler einen anderen Duft aus, den er dann wiederfinden muß.

Verborgene Plätze

Material: einige Kissen (weniger als MitspielerInnen), evtl. eine ruhige Musik

MitspielerInnen: 6 und mehr Personen **Alter:** ab 3 Jahre

Der Raum wird ganz abgedunkelt. Falls dies nicht möglich ist, sollten den Mitspielern die Augen verbunden werden.
Die Spielleitung legt im Raum einige Kissen auf dem Boden aus. Es müssen aber weniger Kissen als Mitspieler sein.
Nun werden die Spieler in den dunklen Raum geführt.
Eine ruhige Musik kann während des Spiels laufen.
Jeder versucht nun, ein Kissen aufzuspüren und darauf Platz zu nehmen.
Da aber nicht für alle ein Kissen ausliegt, können die Mitspieler sich auch übereinander stapeln.
Irgendwann geht das Licht wieder an und wir schauen nach, wo sich jeder niedergelassen hat.

Variante:

Es ist auch möglich, für jeden ein Kissen auszulegen. Jetzt müssen alle so lange suchen, bis sie ein freies Kissen finden, auf dem sie sich niederlassen können.

Anmerkung:

Dieses Kontaktspiel sollte nur mit einer Gruppe durchgeführt werden, die sich gut kennt.

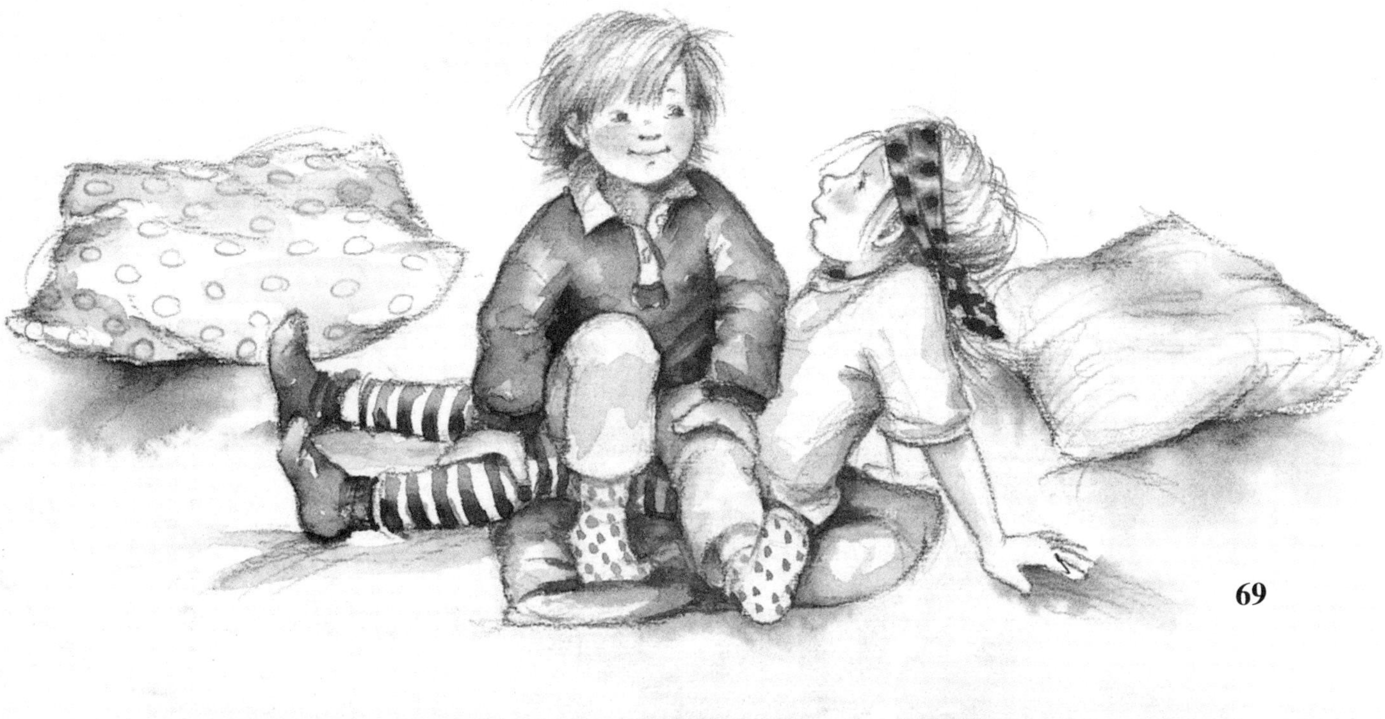

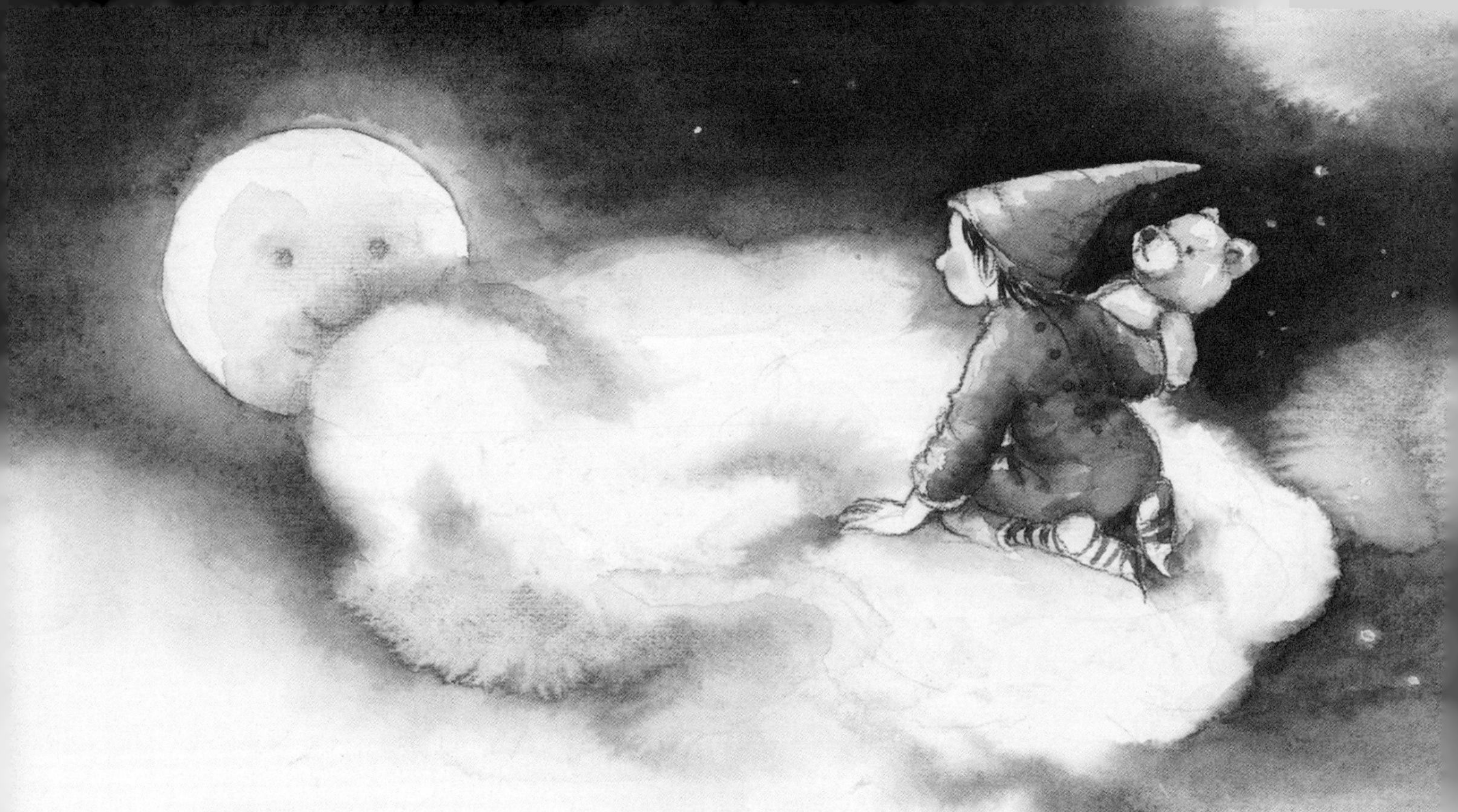

Wolke mit fünf Regentropfen

Material: 6 - 10 Kopfkissenbezüge mit Reißverschlüssen oder Knöpfen, Luftballons

MitspielerInnen: 2 und mehr Personen **Alter:** ab 3 Jahre

Auch bei diesem Spiel kann, ähnlich wie beim Spiel „Auf den Wolken schweben", von der Spielleitung eine kleine Geschichte vorweg erzählt werden:

„Stellt Euch vor, gestern Nacht hatte ich einen merkwürdigen Traum. Ich träumte, mich hätte ein Zauberer besucht. Er bat mich, zu den Wolken hochzufliegen und ihm die Wolke mit den fünf Regentropfen zu bringen. Er war ganz verzweifelt, weil er sich nicht zu den Wolken hinaufzaubern kann, die Wolke aber für seine Zauberkünste unbedingt braucht. Nur einige Menschen könnten das, hat er gesagt. Ich habe ihm letzte Nacht versprochen, die Wolke zu holen und sie ihm diese Nacht im Traum mitzubringen. Wollt Ihr mir dabei helfen?"

In Kopfkissenbezüge werden jeweils eine unterschiedliche Anzahl aufgeblasener Luftballons gefüllt und verschlossen. Nur in einen Bezug füllt die Spielleitung fünf Luftballons.
Dann werden die Kissenbezüge auf dem Boden ausgelegt.
Zwei Spieler bewegen sich nun auf den Wolken und müssen sich möglichst schnell auf die Wolke setzen, in der die fünf Regentropfen sind.

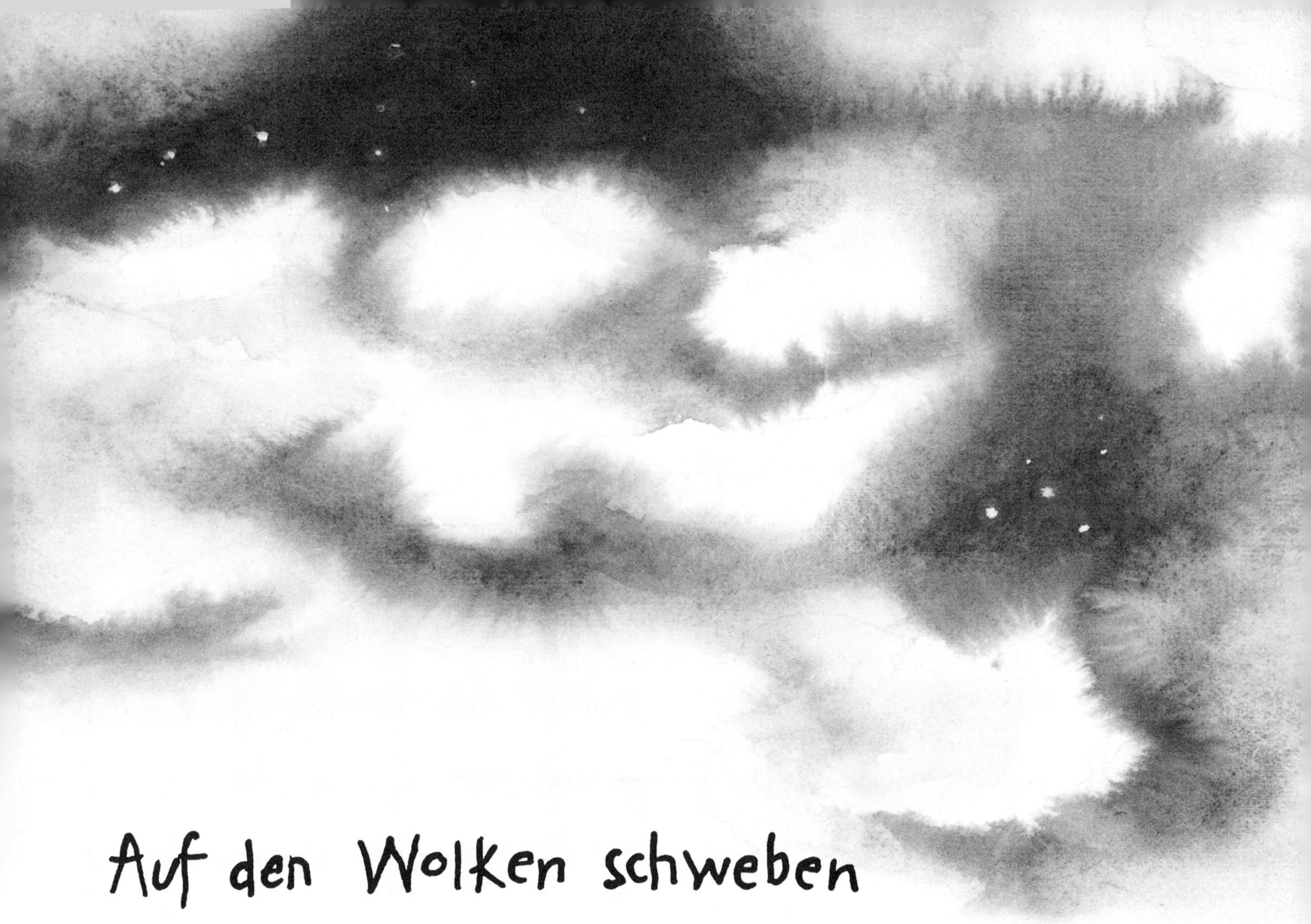

Auf den Wolken schweben

Material: mehrere Kissenbezüge mit Reißverschluß oder Knöpfen, Luftballons, evtl. ruhige Musik

MitspielerInnen: ein und mehr Personen **Alter:** ab 3 Jahre

Dies ist ein Spiel für jüngere Kindergartenkinder und Krabbelkinder.
Die Spielleitung erzählt den Kindern vor Beginn eine kleine Geschichte:

„Stellt Euch vor, ich hatte heute Nacht einen tollen Traum. Ich bin bis zu den Wolken hinauf geflogen. Dort habe ich mich auf die Wolken gelegt und bin auf ihnen gehopst.
Das war ein ganz wunderbares Gefühl. Wollen wir das einmal spielen?"

Kissenbezüge werden mit aufgeblasenen Luftballons gefüllt und verschlossen. Diese Kissenbezüge legt Ihr dann auf dem Boden aus. Einzelne Kinder dürfen sich einmal auf die Kissen legen oder sich leicht federn lassen. Erwachsene sollten sehr kleine Kinder dabei festhalten.
Werden viele Kopfkissenbezüge mit Luftballons gefüllt und im Raum ausgelegt, so entsteht ein buntes, wackeliges „Wolkenbett", auf dem die Kinder schweben können.
Eine ruhige, meditative Musik kann noch dazu gespielt werden.

Elefanten bei der Arbeit

Material: je Spieler ein Kissen

MitspielerInnen: 6 und mehr Personen **Alter:** ab 3 Jahre

Elefanten werden in manchen Ländern als Arbeitstiere eingesetzt. Sie transportieren zum Beispiel schwere Baumstämme.
Zunächst üben die Spieler, wie ein Elefant aussieht und wie er sich bewegt. Als Rüssel strecken sie dabei den rechten Arm über die linke Armbeuge und fassen mit der linken Hand an die Nase.
Die so entstandenen Rüssel schaukeln sie hin und her und stapfen dabei schwerfällig durch den Raum.
Die Spielleitung ist der Elefantenführer. Er dirigiert die Elefanten in eine lange Reihe nebeneinander. Auf dem Boden liegt ein dicker, schwerer Baumstamm (= eine Reihe Kissen).
Nun müssen die Elefanten an die Arbeit gehen und den Baumstamm bis ans andere Ende des Raumes transportieren.
Da muß der Elefantenführer gut aufpassen und seine Elefanten richtig dirigieren, damit alle gleichzeitig den schweren Baumstamm heben. (Jeder hebt mit seinem Rüssel (= Arm) ein Kissen und hält es vor sich.)
Wurde dieser Baumstamm erfolgreich wegbefördert, darf auch einmal ein Mitspieler den Elefantenführer spielen.

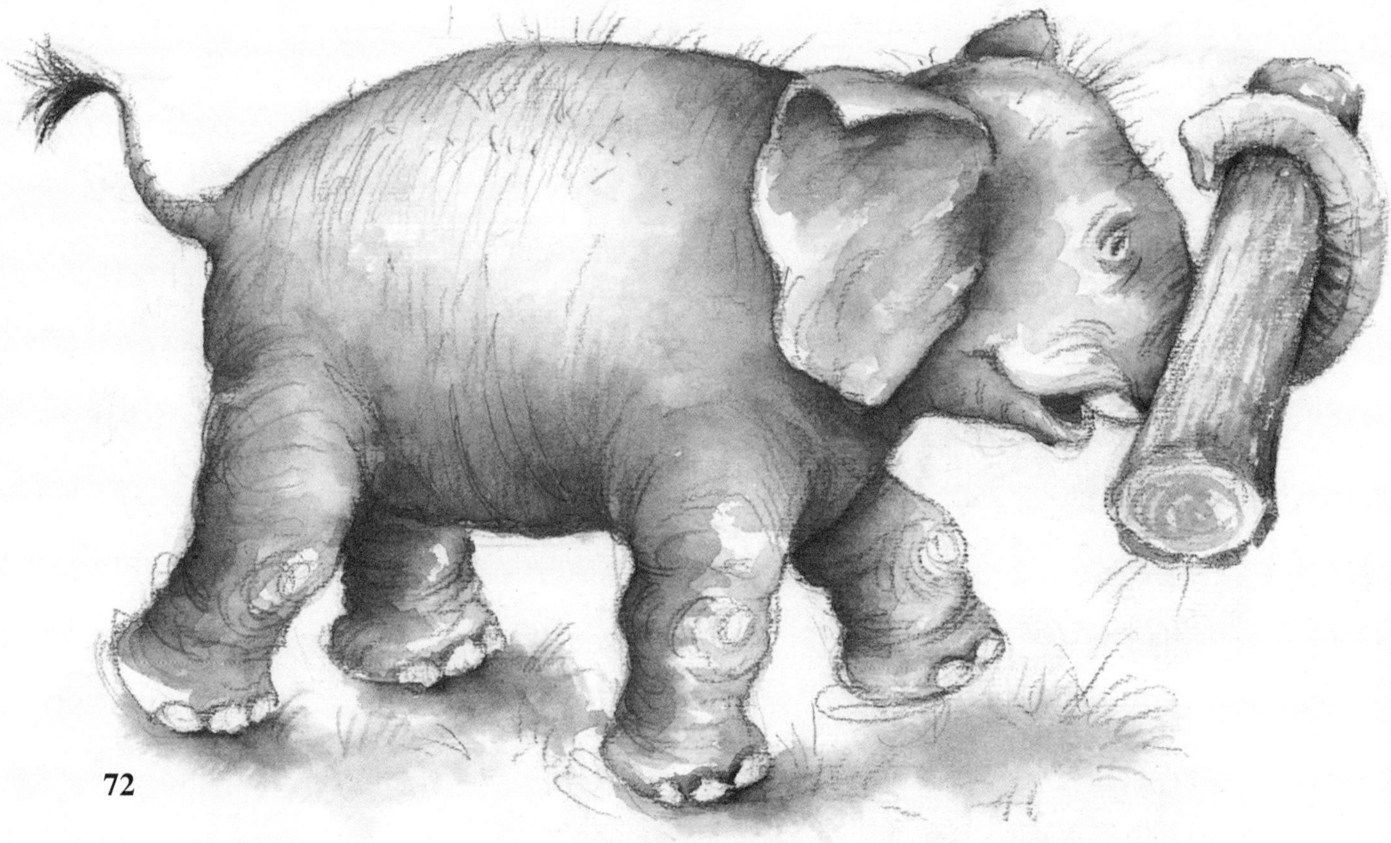

Schmusekissen

Material: je Paar ein Kissen, unterschiedliche, in Tempo und Art variierende Musik

MitspielerInnen: zwei und mehr Personen **Alter:** ab 3 Jahre

Es werden Paare gebildet. Die beiden Partner, die bei diesem Spiel zusammenspielen, sollten sich gegenseitig mögen.
Zwischen Euch als Verbindungsstück haltet Ihr ein Kissen.
Einigt Euch zunächst auf eine Anfangsposition, d.h. ob Ihr das Kissen Kopf an Kopf, Po an Po, Hand an Hand, Bauch an Bauch... haltet.
Damit einigt Ihr Euch auch auf die Nähe, die Ihr beide zulassen wollt.
Die Spielleitung spielt nacheinander Musikstücke ein, die sich in Tempo und Musikrichtung stark voneinander unterscheiden.
Bewegt Euch als Paar zur Musik. Verändert sich die Musik, so sollt Ihr die Tanzart dem Rhythmus der Musik anpassen.
Wenn Ihr Lust habt, könnt Ihr jederzeit die Position des Kissens verändern.

Nach einiger Zeit kann ein Partnerwechsel durchgeführt werden.

Komm, laß Dich verwöhnen!

Material: viele Kissen, Felle, Decken, Matratzen, Tücher, ruhige Musik

MitspielerInnen: 6 und mehr Personen **Alter:** ab 3 Jahre

Dieses Spiel verlangt viel Vertrauen und Einfühlsamkeit.
Eine Person legt sich flach auf den Rücken und schließt die Augen.
Die anderen bereiten gemeinsam für diese Person ein Bett vor, ohne jedoch dabei zu sprechen. Es können dazu Kissen, Decken, Matratzen, Tücher, Felle verwendet werden.
Währenddessen läuft eine ruhige, meditative Musik.
Ist das Bett gerichtet, trägt die Gruppe die Person auf ihr Bett. Ihr könnt sie auch noch zudecken.
Wer Lust hat, kann eine schöne Einschlafgeschichte erzählen.

Der Kissen-Kuschel-Tango

Material: für jedes Paar ein Kissen, unterschiedliche Musik (siehe Spielbeschreibung)

MitspielerInnen: 6 und mehr Personen

Alter: ab 6 Jahre

Jedes Paar hat die Aufgabe, einen kleinen Tanz zu einer Musik ihrer Wahl einzustudieren.
Die Spielleitung sollte eine gute Auswahl unterschiedlichster Musikstücke zur Verfügung stellen.
Das Kissen bildet zwischen den einzelnen Paaren das verbindende Element.
Die Spielleitung kann den Paaren einige Tips oder Hilfestellungen geben, die Gestaltung bleibt jedoch jedem Tanzpaar selbst überlassen.
Das Kissen bietet viele Möglichkeiten, Gefühle über ein Medium tänzerisch zum Ausdruck zu bringen.
(sich vorsichtig annähern / schmusen / streiten / aneinanderkuscheln / sich vor dem Kissen fürchten / sich in das Kissen des anderen verlieben / ...)

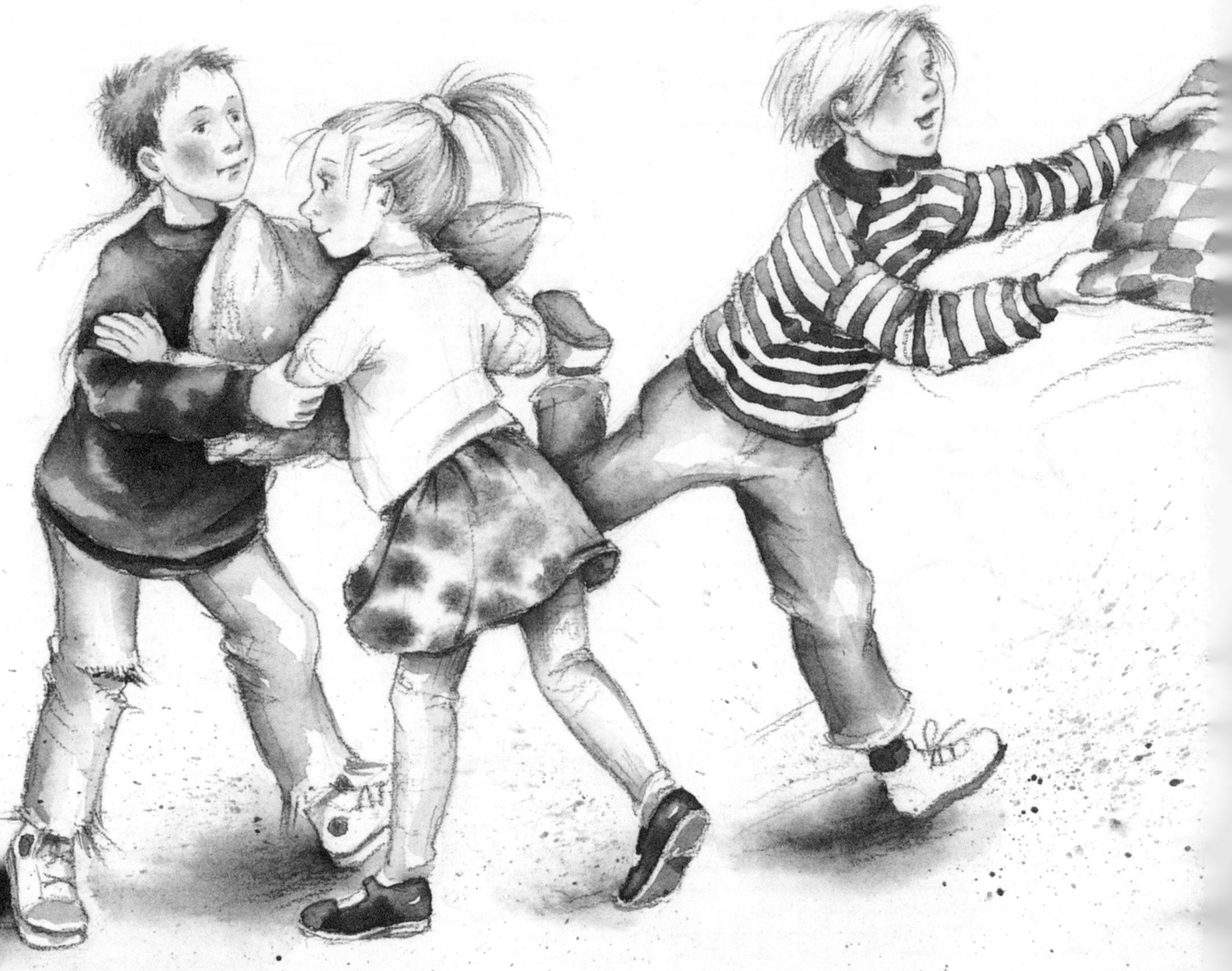

Fliegende Luftballons

Material: viele Kissen (von der Zahl der MitspielerInnen abhängig)

MitspielerInnen: 6 und mehr Personen **Alter:** ab 3 Jahre

Alle Mitspieler stopfen sich mit Kissen wie Luftballons aus. Sie liegen zunächst schlaff auf dem Boden.
Die Spielleitung beginnt mit einer Geschichte:
„Stellt Euch vor, Ihr seid alle Luftballons. Erst liegt Ihr noch ganz schlaff auf dem Boden. Doch langsam strömt Gas in Euch und Ihr steigt auf. Jetzt schwebt Ihr durch die Luft. Wind kommt auf und wirbelt Euch durcheinander. Einige Luftballons stoßen vorsichtig aneinander und prallen wieder ab. Ihr verliert etwas Gas und sinkt zu Boden. Doch erneut füllt Euch jemand mit Gas und wieder steigt Ihr auf. Eine Windböe wirbelt Euch mächtig hin und her. Plötzlich schwebt Ihr auf eine Baumkrone zu und zerplatzt.“

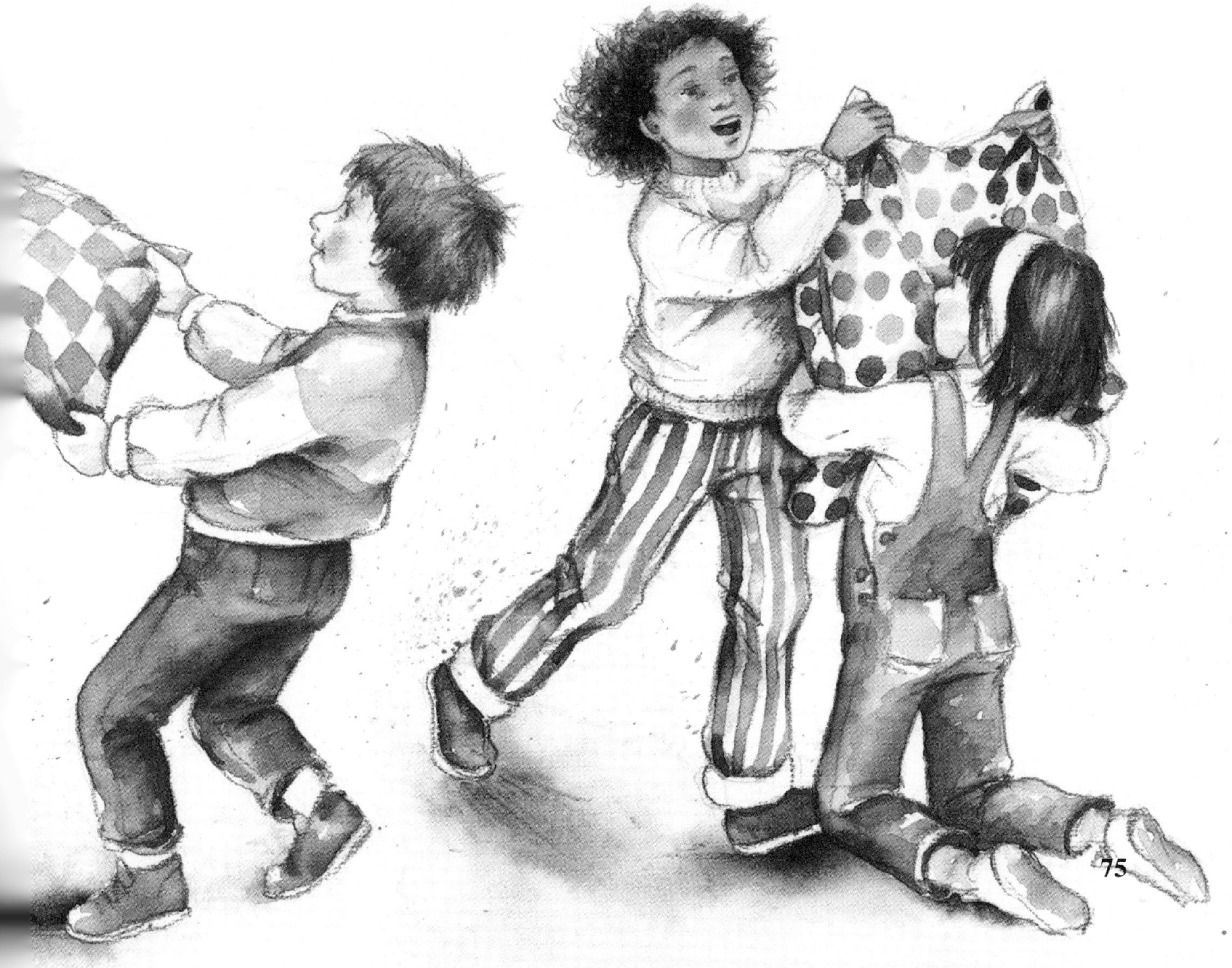

Nur ein Weg führt ans Ziel

Material: viele Kissen, kleiner Karton (z.B. Schuhkarton) mit Überraschung, je Spieler ein Halstuch oder Schal

MitspielerInnen: 6 und mehr Personen **Alter:** ab 3 Jahre

Auf dem Boden eines großen Raumes wird aus Kissen ein Irrgarten mit verschiedenen Wegen gelegt, die sich kreuzen. Die Wege sind alle miteinander verbunden.
Nur einer der Wege ist irgendwo zu Ende.

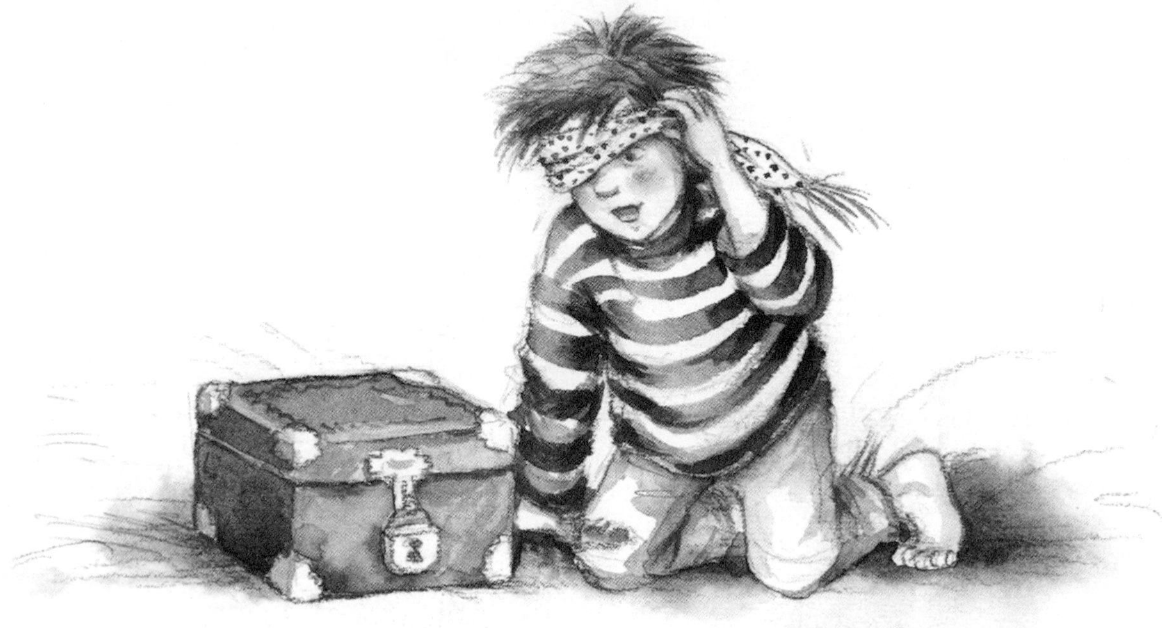

Dort stellt die Spielleitung den Schatz mit einer kleinen Überraschung als Inhalt auf.
Vor der Türe ziehen die Spieler Schuhe und Strümpfe aus und bekommen die Augen verbunden.
Jeder wird einzeln von der Spielleitung zu einem Platz auf einem Irrgartenweg geführt.
Auf ein Startzeichen (Gong, Glocke o.ä.) laufen alle durch den Irrgarten und begeben sich auf die Suche nach dem Schatz. Begegnen sich zwei Schatzsucher, so müssen sie sich aneinander vorbeischlängeln, ohne daß einer der beiden den Irrweg verläßt.
Wer den Schatz entdeckt hat, nimmt die Augenbinde ab und verläßt den Irrgarten.
Erst wenn alle den Schatz entdeckt haben, wird er geöffnet und unter den Schatzsuchern aufgeteilt.

Hilfestellung:

Befindet sich nur noch eine Person im Irrgarten, setzen sich einige an die Stelle, wo der Schatz verborgen ist. Von dort aus geben sie Signale (lautes Summen) ab, damit es auch dem letzten Mitspieler gelingt, den Schatz aufzuspüren.

Auf dem Jahrmarkt

Material: pro Spieler ein Kissen

MitspielerInnen: 8 und mehr Personen **Alter:** ab 6 Jahre

Die Spielleitung erzählt folgende Geschichte:

„Ihr befindet Euch auf einem orientalischen Jahrmarkt und müßt versuchen, einen Gegenstand zu verkaufen. Er ist Euer einziger Besitz. Doch Ihr müßt ihn möglichst teuer verkaufen, da Ihr das Geld für den Rückflug benötigt.
Tatsächlich handelt es sich zwar um ein Kissen, das Ihr in den Händen haltet. Doch wenn Ihr es als etwas anderes ausgebt und Euch als besonders gute Verkäufer entpuppt, kauft Euch jemand den Gegenstand vielleicht ab. Ihr sollt also versuchen, irgend jemandem Euren Gegenstand aufzuschwatzen."
Jeder erhält ein Kissen und hat zu Anfang die Möglichkeit, sich zu überlegen, was das Kissen sein soll:
ein wunderschöner Hut, ein Stuhl, ein Guckkasten, durch den man in die Zukunft sehen kann, ein fliegender Teppich, ein störrischer Esel,ein Meerschweinchen, eine Schatzkiste, ein verfaulter Salatkopf, ein alter Teddybär...
Der Phantasie sind keine Grenzen gesetzt. Es muß sich auch nicht um einen realen Gegenstand handeln, er kann ruhig phantastisch sein.
Der Jahrmarkt kann beginnen. Preist Euren Gegenstand gut an. Laßt Euch nicht abwimmeln. Gleichzeitig wird Euch von anderen Ware angeboten. Aber nur, wenn Ihr wirklich überzeugt seid, daß der angebotene Gegenstand für Euch genau das Richtige ist, könnt Ihr ihn kaufen.

Variante:

Damit nicht nur die wunderschönsten, phantastischsten Gegenstände angepriesen werden, kann die Spielleitung auch Karten vorbereiten, auf denen je ein Gegenstand geschrieben steht. Die TeilnehmerInnen dürfen eine Karte ziehen und müssen diesen Gegenstand verkaufen.

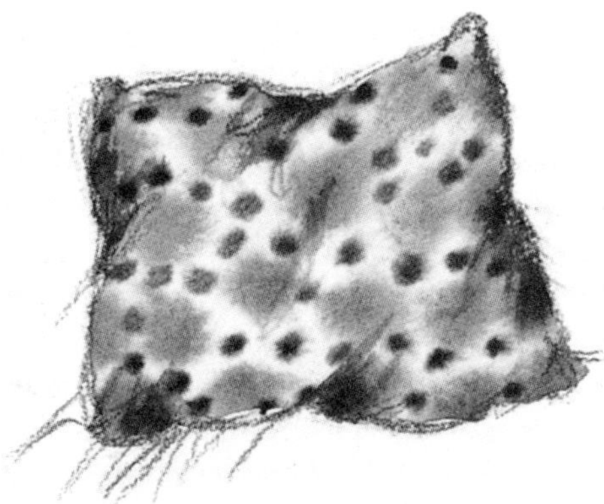

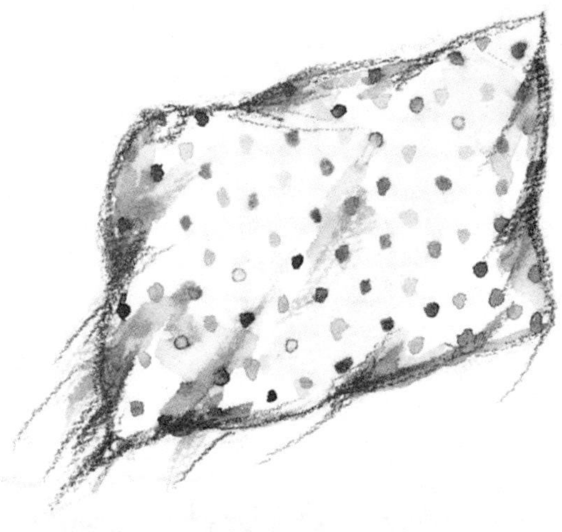

Kribbel - Krabbel

Material: einige Kissen

MitspielerInnen: 8 und mehr Personen **Alter:** ab 3 Jahre

Alle ziehen ihre Schuhe und Strümpfe aus und legen sich auf den Rücken. Ihre Füße zeigen zur Kreismitte und kommen dort eng zusammen.
Die Spielleitung bedeckt die Füße aller Mitspieler mit Kissen.
Die Teilnehmer schließen die Augen.
Und los geht's!
Mit den Füßen soll unter dem Kissenberg Kontakt aufgenommen werden.

Anmerkung:

Die Gruppe sollte sich gut kennen.

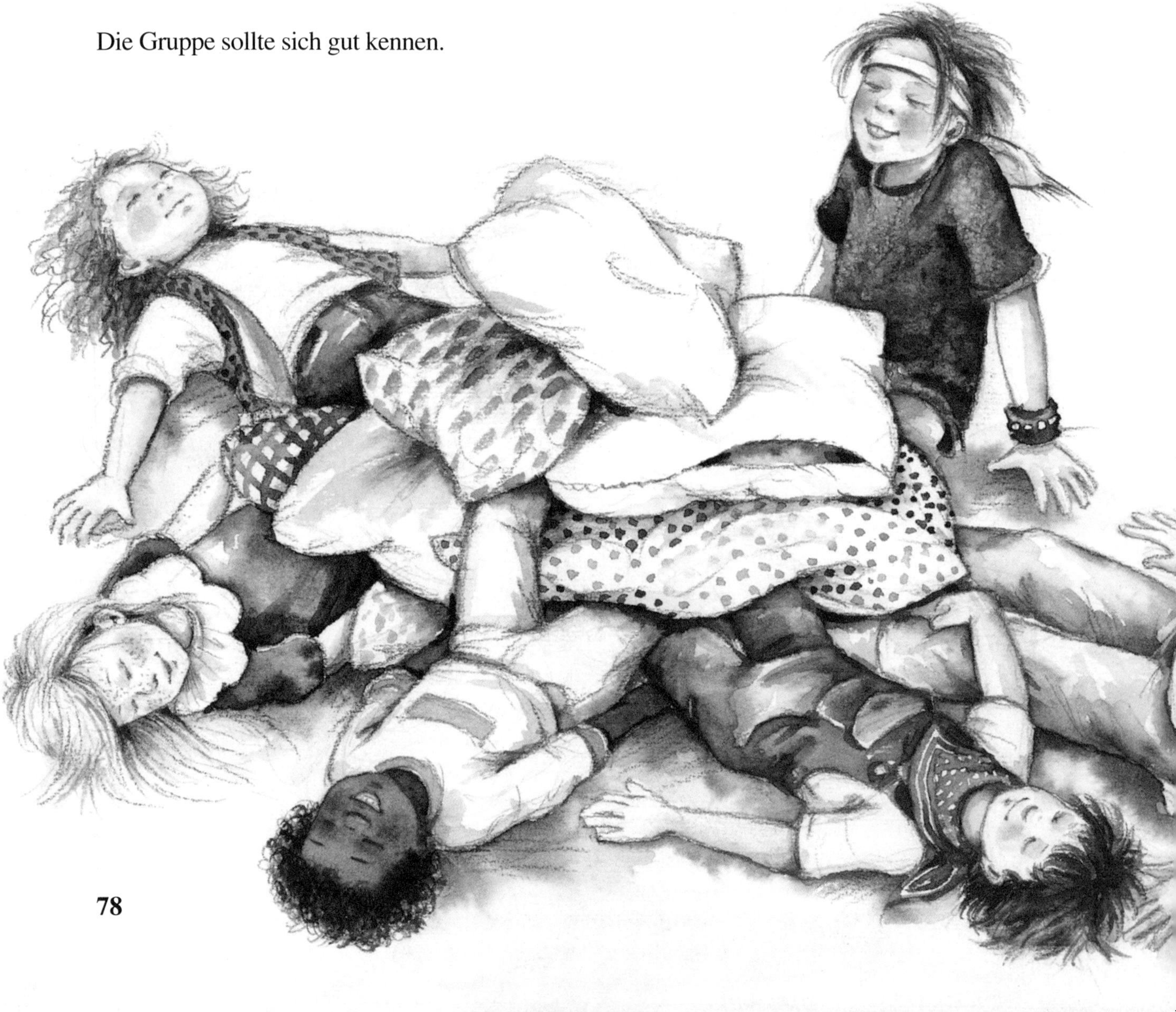

Kopf an Kopf

Material: je Paar ein Kissen, unterschiedliche Musik (siehe: Spielbeschreibung)

MitspielerInnen: 8 und mehr Personen **Alter:** ab 6 Jahre

Für dieses Tanzspiel werden Paare gebildet, die jeweils ein Kissen erhalten.
Wieder überlegen die Paare sich eine Position, in der das Kissen eine Verbindung zwischen ihnen darstellt:
Kopf – Kissen – Kopf; Po – Kissen – Po; Bauch – Kissen – Bauch;
Rücken – Kissen – Rücken; Füße – Kissen – Füße.

Die Spielleitung nennt ein Thema, das die einzelnen Paare in tänzerischen Bewegungen zu einer passenden Musik darstellen sollen. Die Kissenposition darf während des Tanzes verändert werden. Auch besteht die Möglichkeit, mehrere Kissen in den Tanz einzubauen.

Mögliche Themen könnten sein:

Wut – Angst – Liebe – Verspielte Katzen – Zwei Suchende – Streit – Schmusen

Dann sollten die Partner gewechselt werden.

Variante:

Die Spielleitung verteilt an die einzelnen Spielpaare Themen. Jedes Paar hat kurze Zeit die Möglichkeit, sich zu dem Thema eine Darstellung mit Kissen zu überlegen.
Anschließend stellen die Paare ihr Thema dar.
Die Gruppe muß versuchen, das Thema zu erraten.

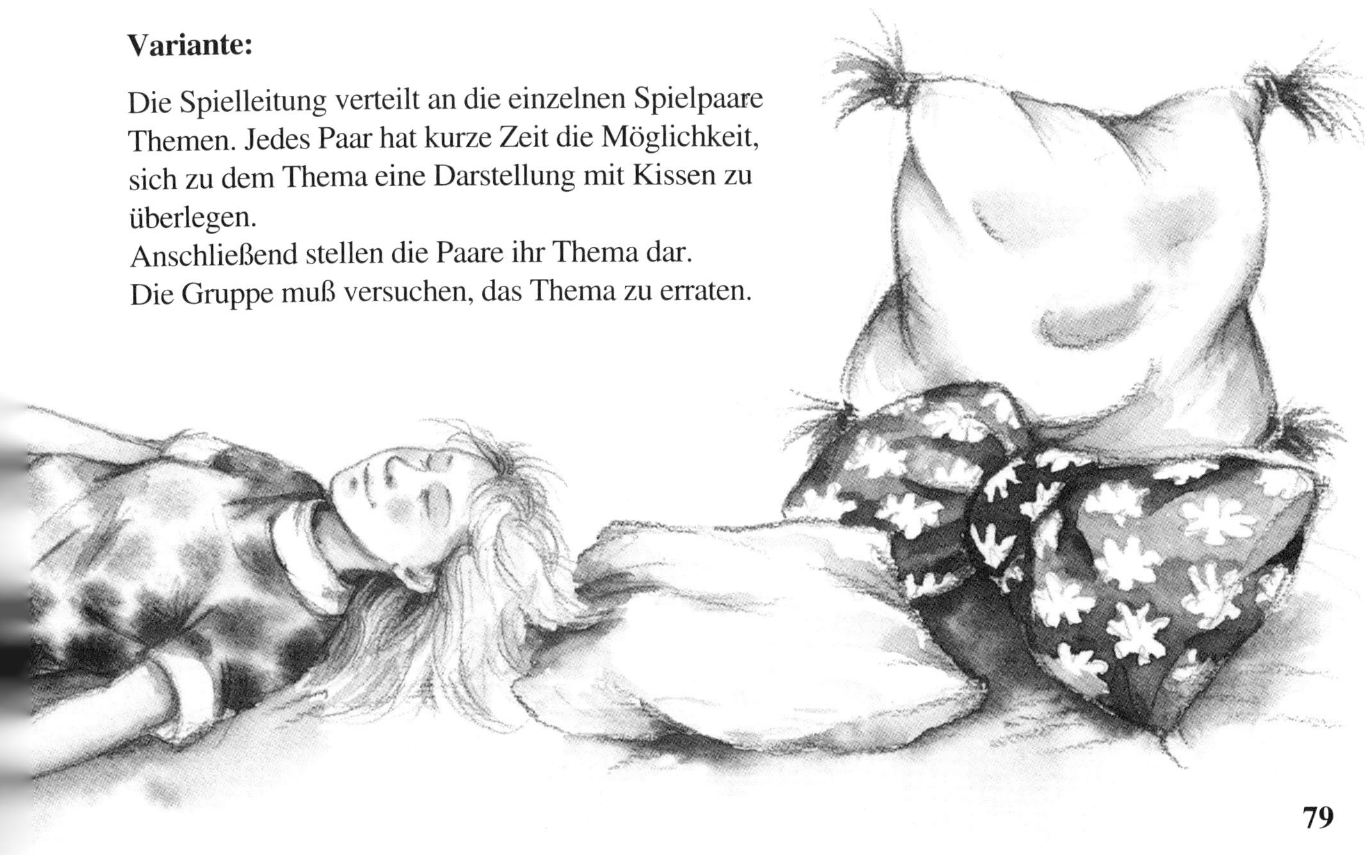

Regenwürmer

Material: viele Kissen, Decken und Tücher, ruhige Musik

MitspielerInnen: 5 und mehr Personen **Alter:** ab 3 Jahre

Die Spieler legen sich flach auf den Boden, mit dem Gesicht zur Erde.
Die Spielleitung bedeckt die Mitspieler mit Kissen, Decken und Tüchern.
Während des Spielverlaufs erzählt die Spielleitung nach und nach folgende Geschichte:
„Stellt Euch vor, Ihr seid Regenwürmer, die sich in der Erde winden.
Sie kriechen mal hoch und mal wieder runter.
Sie schlängeln sich aneinander vorbei.
Es beginnt zu regnen und sie schauen aus der Erde.
Dann jedoch kriechen sie wieder in den Boden zurück."

Während des Spiels kann eine ruhige Musik laufen.

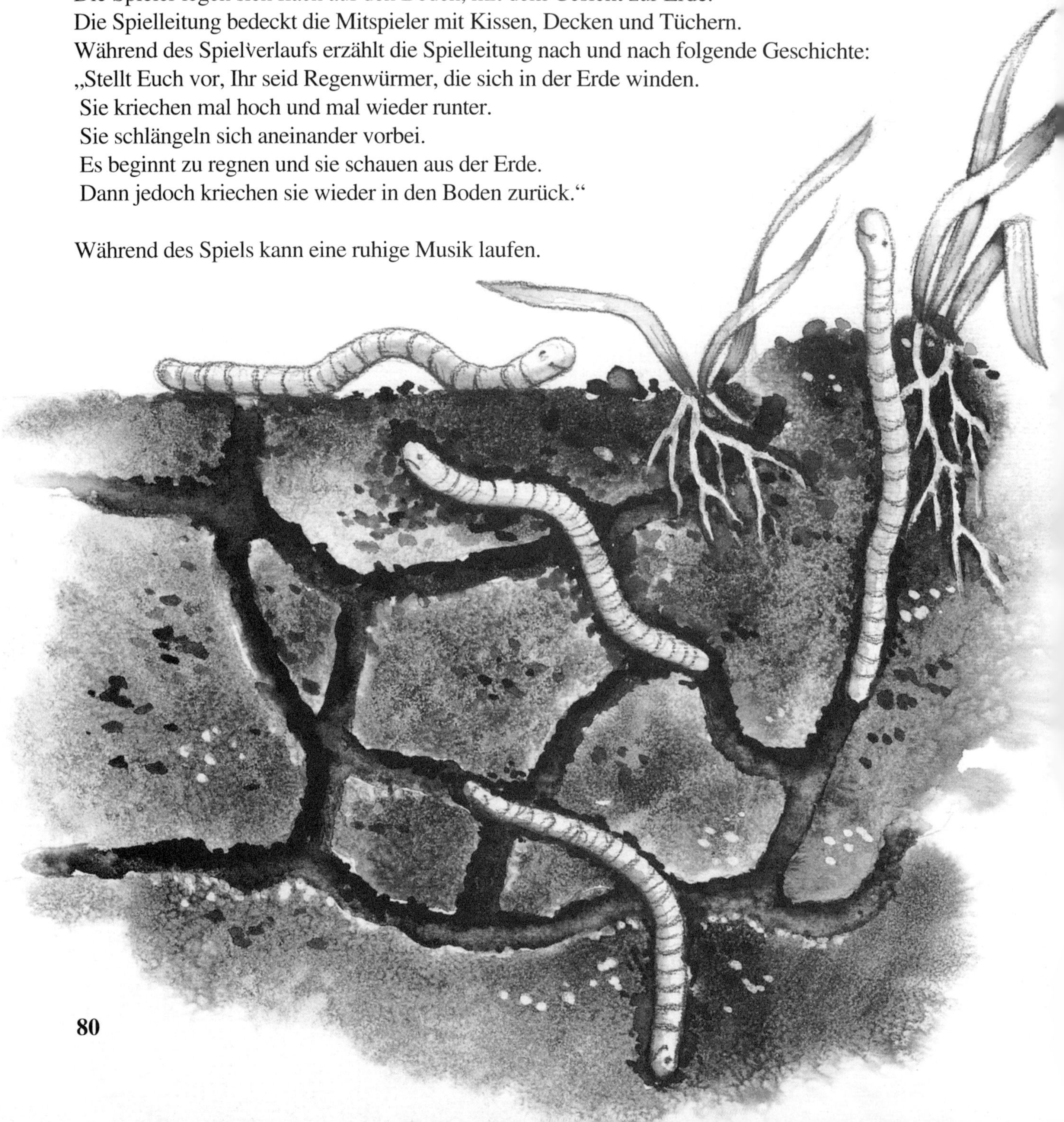

Fließband

Material: viele Kissen, einige Stühle, rhythmische Musik

MitspielerInnen: 8 und mehr Personen **Alter:** ab 3 Jahre

Die Spieler stellen sich hintereinander auf. Der Abstand zwischen ihnen sollte sehr eng sein. Im Raum auf Stühlen oder auch auf dem Boden werden Kissen ausgelegt. Zwischen ihnen muß genügend Platz bleiben.
Alle spielen ein Fließband, das sich langsam in Bewegung setzt. Unterwegs nimmt die erste Person Kissen auf und das Fließband transportiert sie nach hinten weiter. Das Fließband bewegt sich kreuz und quer durch den Raum.
Die erste Person gibt jeweils die Transportart an: über dem Kopf, durch die Beine, rechts herum, links herum, mit zwei Fingern, unter dem Arm geklemmt, über den Kopf werfend, auf einem Finger balancierend...
Ist das Kissen hinten angekommen, wird es von der letzten Person einfach fallen gelassen. Dort wird es später vielleicht wieder aufgenommen und weitertransportiert.
Zwischendurch hält das Fließband an und der Kopf wechselt ans Ende des Bandes.
Das Fließband kann auch einmal zum Stillstand kommen, falls ein Stau entstanden ist. Es darf aber nicht reißen.

Kuschelhöhle

Material: Decken, Matratzen, Kissen, evtl. Bilderbücher

MitspielerInnen: 2 und mehr Personen **Alter:** ab 3 Jahre

Gemeinsam bauen wir aus Matratzen, Decken und Kissen eine große Höhle und legen uns vielleicht sogar mit unseren Kuscheltieren hinein.
Wer hat Lust, den anderen noch eine Gute-Nacht-Geschichte zu erzählen?
Oder die Spielleitung liest eine schöne Geschichte aus einem Kinderbuch vor.

Besonderen Spaß macht es, wirklich einmal in einer solchen Kuschelhöhle mit anderen gemeinsam eine Nacht zu verbringen.

Der dickste Mensch der Welt

Material: viele Kissen und Tücher, evtl. Verkleidungsutensilien

MitspielerInnen: 2 und mehr Personen **Alter:** ab 3 Jahre

Mit Kissen und Tüchern kann man sich leicht in den dicksten Menschen der Welt verwandeln. Ein Erwachsener sollte den Mitspielern beim Verwandeln behilflich sein.
Mit Kissen wird der ganze Körper ausstaffiert. Dazu könnt Ihr die Kissen mit Hilfe von Tüchern und etwas Schnur um den Bauch, die Beine, auf dem Rücken als Buckel, um die Arme binden. Anschließend könnt Ihr noch möglichst weite Kleidungsstücke überziehen, z.B. ein weites Kleid, große Hosen oder Oberhemden.
Jetzt fehlt noch ein verrückter Hut und schon ist der dickste Mensch fertig.
Haben sich mehrere Personen so verkleidet, könnt Ihr im Anschluß eine kleine Aufführung starten. Auch ein Tanzspiel mit lauter dicken Menschen, die ständig aneinanderstoßen, ist sehr lustig.

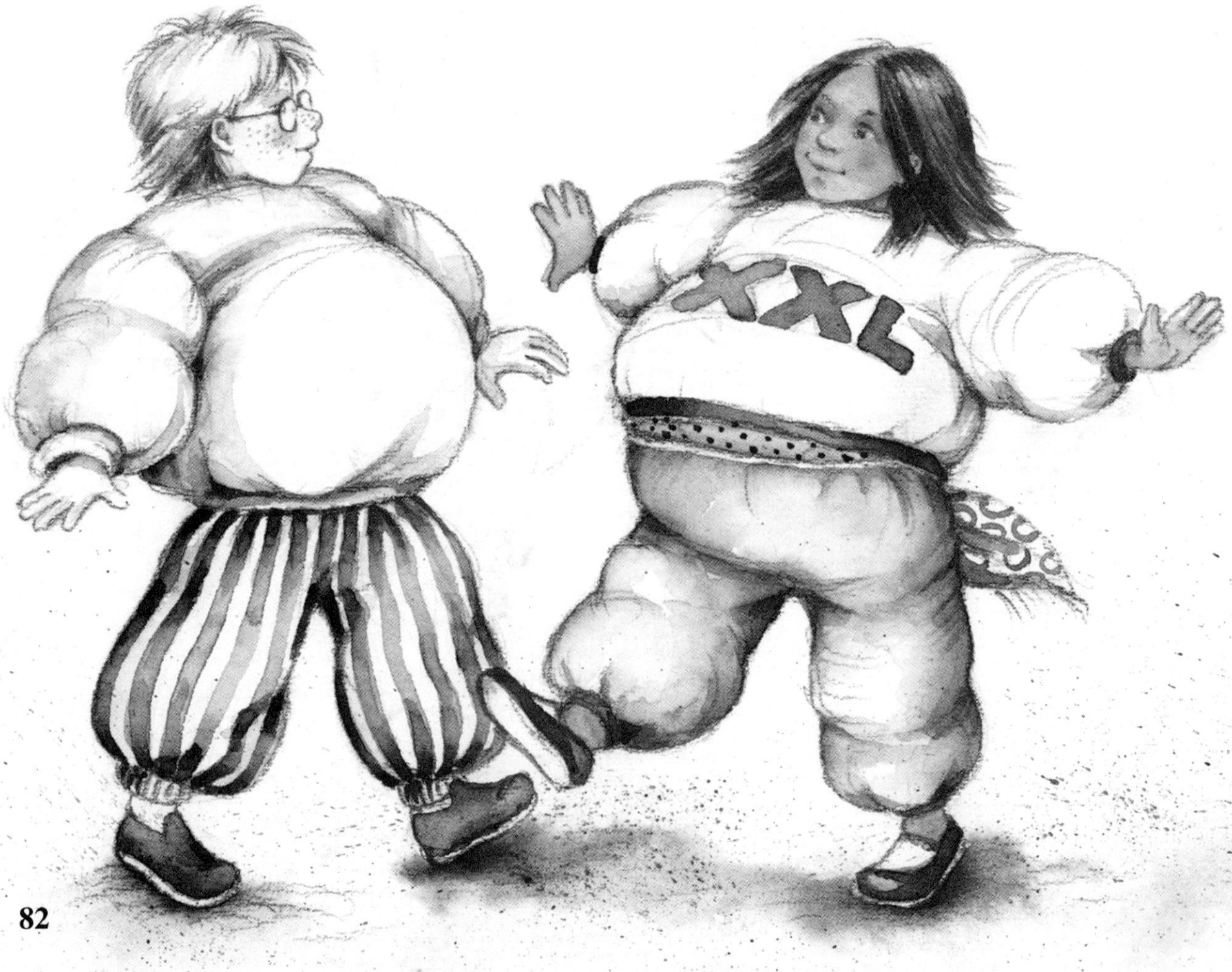

Wellenreiter

Material: je Paar ein Gummiband und ein Kissen (möglichst leicht)

MitspielerInnen: 8 und mehr Personen **Alter:** ab 6 Jahre

Jedes Paar erhält ein Gummiband, das an den Enden zusammengeknotet wird. Die beiden Spieler fassen ihr Band mit den Gesichtern zueinander gewandt an den Enden an. Auf dieses Gummiband legen sich einige Paare ein Kissen.
Jetzt wird versucht, das Kissen wegzuschleudern. Andere Paare, die kein Kissen auf ihrem Band haben, probieren, das Kissen mit ihrem Gummiband aufzufangen.
Dazu sollten sich zu Beginn jeweils zwei Paare nebeneinander aufstellen.
Das Kissen wandert nun hin und her. Langsam kann der Abstand zwischen ihnen vergrößert werden.
Haben die Paare genügend Übung, können sich die Mitspieler langsam durch den Raum bewegen.

Variante:

Die Spielpaare stellen sich hintereinander in einer langen Reihe auf. Nun legt die Spielleitung dem ersten Paar ein Kissen auf das Gummiband. Das Kissen soll von Band zu Band weitergeschleudert werden.
Nach und nach kommen immer mehr Kissen ins Spiel.

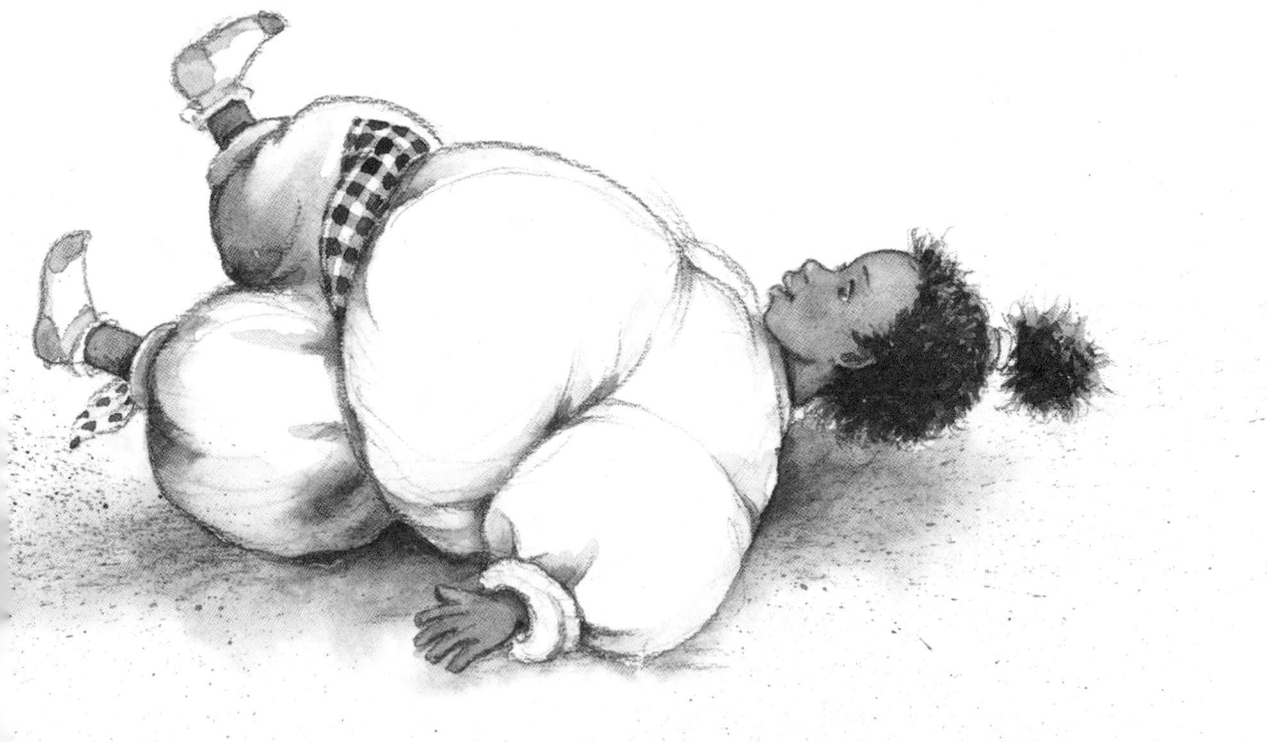

Schwertransport

Material: viele Kissen

MitspielerInnen: 8 und mehr Personen **Alter:** ab 3 Jahre

Die Hälfte der Gruppe spielt einen Lastwagen.
Dazu begeben sie sich hintereinander in den Kniestand.
Dabei sollten sie eng zusammenstehen, so daß ihre Rücken eine große, geschlossene Ladefläche ergeben.
Jetzt kann der Lastwagen beladen werden. Dazu legen die anderen möglichst viele Kissen auf die Ladefläche. Langsam setzt sich der Lastwagen in Bewegung und versucht diese Ladung ein Stück weit zu transportieren, ohne unterwegs etwas zu verlieren.

Anschließend wechseln die Gruppen die Rollen.

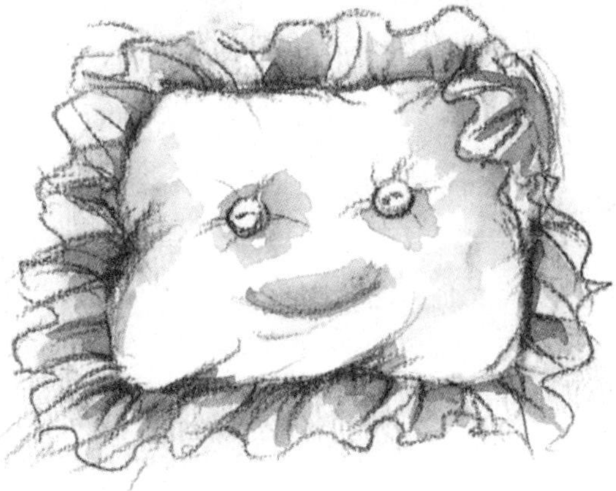

Klopfmassage

Material: Matratzen, viele Kissen

MitspielerInnen: 2 und mehr Personen (Spielpaare) **Alter:** ab 3 Jahre

Eine Person legt sich auf eine Matratze, mit dem Gesicht nach unten. Der zweite Mitspieler bedeckt sie jetzt mit Kissen. Dann setzt die Klopfmassage ein. Zunächst wird nur leicht auf die Kissen geklopft. Dann steigert sich das Klopfen langsam. Es sollte aber nicht zu stark geklopft werden, so daß es dem unten liegenden Kind nicht weh tut.
Nach einiger Zeit unterbricht die Spielleitung das Spiel und derjenige,der unter dem Kissen lag, erzählt, wie er das Klopfen wahrgenommen hat.
Anschließend tauschen die beiden Spieler die Rollen.

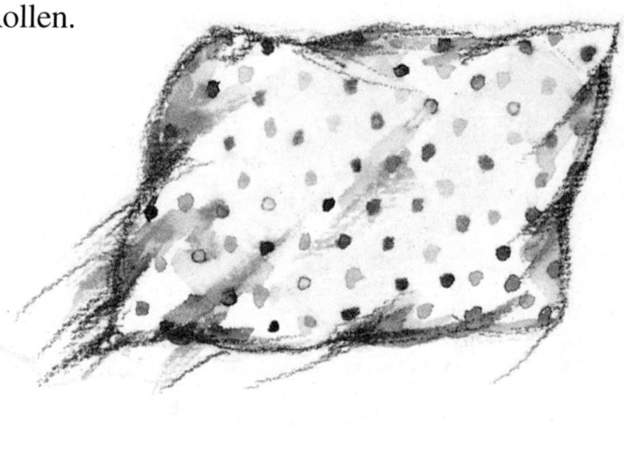

Im Käfig

Material: je Spieler ein Kissen

MitspielerInnen: 4 und mehr Personen **Alter:** ab 3 Jahre

Jeder Spieler hat ein Kissen und sucht sich einen Platz im Raum. Alle stellen sich auf ihr Kissen.
Die Spielleitung postiert sich in der Mitte des Raumes, so daß sie von allen Mitspielern gut gesehen wird.
Die Spielleitung macht nun Bewegungen auf ihrem Kissen vor, die Spieler machen sie nach.
Dabei darf niemand sein Kissen verlassen.
Wer nicht mehr das Gleichgewicht halten kann und sein Kissen verläßt, muß als nächstes neue Bewegungen vormachen.

Variante:

Zu einer ruhigen, meditativen Musik macht jeder mit geschlossenen Augen eigene Bewegungen auf seinem Kissen.

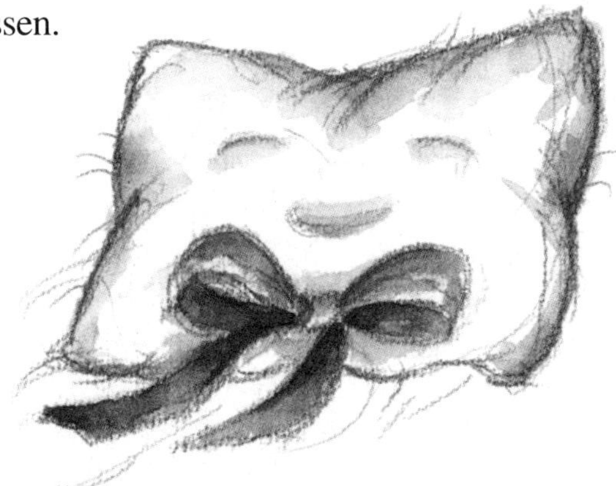

Gelegte Wörter

Material: viele Kissen, Halstücher oder Schals

MitspielerInnen: 2 und mehr Personen **Alter:** ab 6 Jahre

Die Mitspieler verlassen zu Anfang den Raum.
Aus Kissen legt die Spielleitung auf dem Boden ein kurzes Wort aus.
Draußen bilden die Spieler Paare. Einer der beiden Spieler zieht Schuhe und Strümpfe aus. Ihm werden die Augen verbunden. Der Partner führt den Blinden dann in den Raum und postiert ihn an den Anfang des Wortes. Barfuß muß er über die Kissen laufen und herausfinden, wie das Wort lautet, das dort ausgelegt ist. Der Partner begleitet ihn auf seinem Weg.
Die Spielpaare sollten in einigem Abstand hintereinander starten.
Bei diesem Spiel muß es sehr ruhig sein.

Anschließend tauschen die Spielpaare die Rollen.

Gepäckträger haben's schwer!

Material: viele Kissen, evtl. Hüte und andere Verkleidungsutensilien

MitspielerInnen: 8 und mehr Personen **Alter:** ab 4 Jahre

Auf einem großen Bahnhof gibt es viele Gepäckträger, die oft jede Menge Koffer tragen müssen. Das ist ganz schön anstrengend, besonders wenn die Fahrgäste es sehr eilig haben und es auf dem Bahnhof nur so von Gepäckträgern wimmelt.

Die Mitspieler bilden Paare. Eine Person spielt den Gepäckträger, die andere den Fahrgast. Jeder Fahrgast hat eine große Anzahl Koffer (=Kissen), die er seinem Gepäckträger auflädt.
Sind die Gepäckträger so voll beladen, kann das Spiel beginnen. Denn nun setzen sich die Fahrgäste mit ihren Gepäckträgern in Bewegung. Sie müssen unbedingt einen Zug erreichen. Doch der Bahnhof ist sehr voll und überall wimmelt es von Gepäckträgern und Fahrgästen, die es scheinbar alle sehr eilig haben. Einige Gepäckträger stoßen aneinander. Das gesamte Gepäck fällt zu Boden. Die beiden Fahrgäste sind furchtbar wütend.....

Ein lustiges Rollenspiel beginnt!

Es können auch weitere Rollen verteilt werden:
Taschendiebe, Rollschuhfahrer, ein bissiger Hund, Polizisten, Fahrkartenkontrolleure, quengelnde Kinder...

Die Spielleitung kann den Kinder noch Verkleidungsutensilien zur Verfügung stellen.

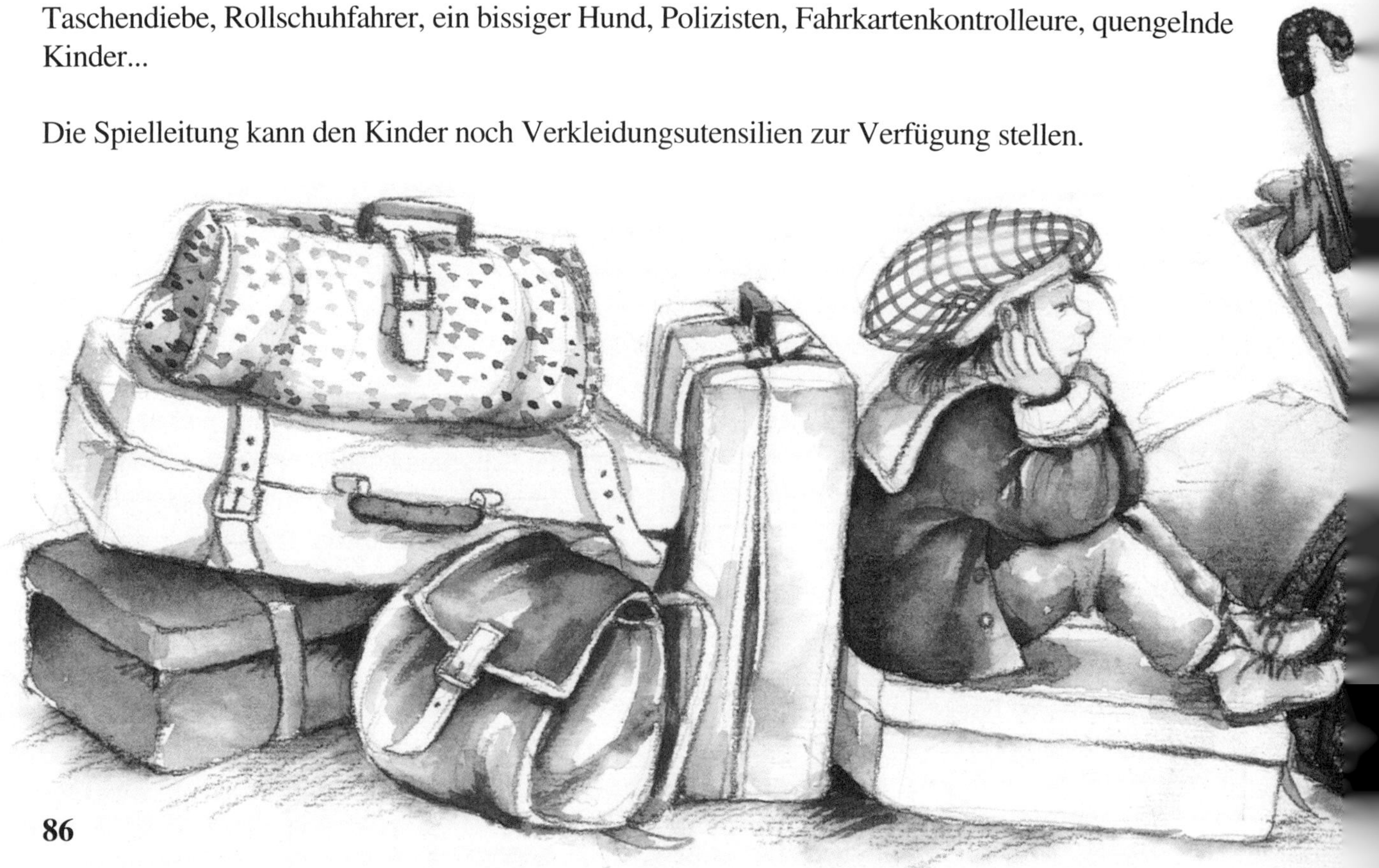

Gepäck umladen

Material: viele Kissen, evtl. schnelle Musik

MitspielerInnen: 8 und mehr Personen **Alter:** ab 3 Jahre

Wieder befinden wir uns auf einem großen Bahnhof. Doch diesmal gibt es dort lauter faule Gepäckträger, die nur darauf warten, einen Gepäckträger zu finden, der nichts zu tun hat und dem sie ihr gesamtes Gepäck aufladen können.

Die Hälfte der Gruppe belädt sich mit Gepäck (=Kissen), die andere Hälfte spaziert unbeladen durch den Raum. Nun setzen sich die vollbeladenen Gepäckträger in Bewegung und transportieren ihr Gepäck zu einem Gepäckträger, der gerade nichts zu tun hat. Dort wird das Gepäck umgeladen. Dabei darf aber kein Gepäckstück auf dem Boden abgesetzt werden. Die neu beladenen Träger transportieren ihr Gepäck wieder weiter bis zum Nächsten.

Eine schnelle Musik kann dazu eingespielt werden.

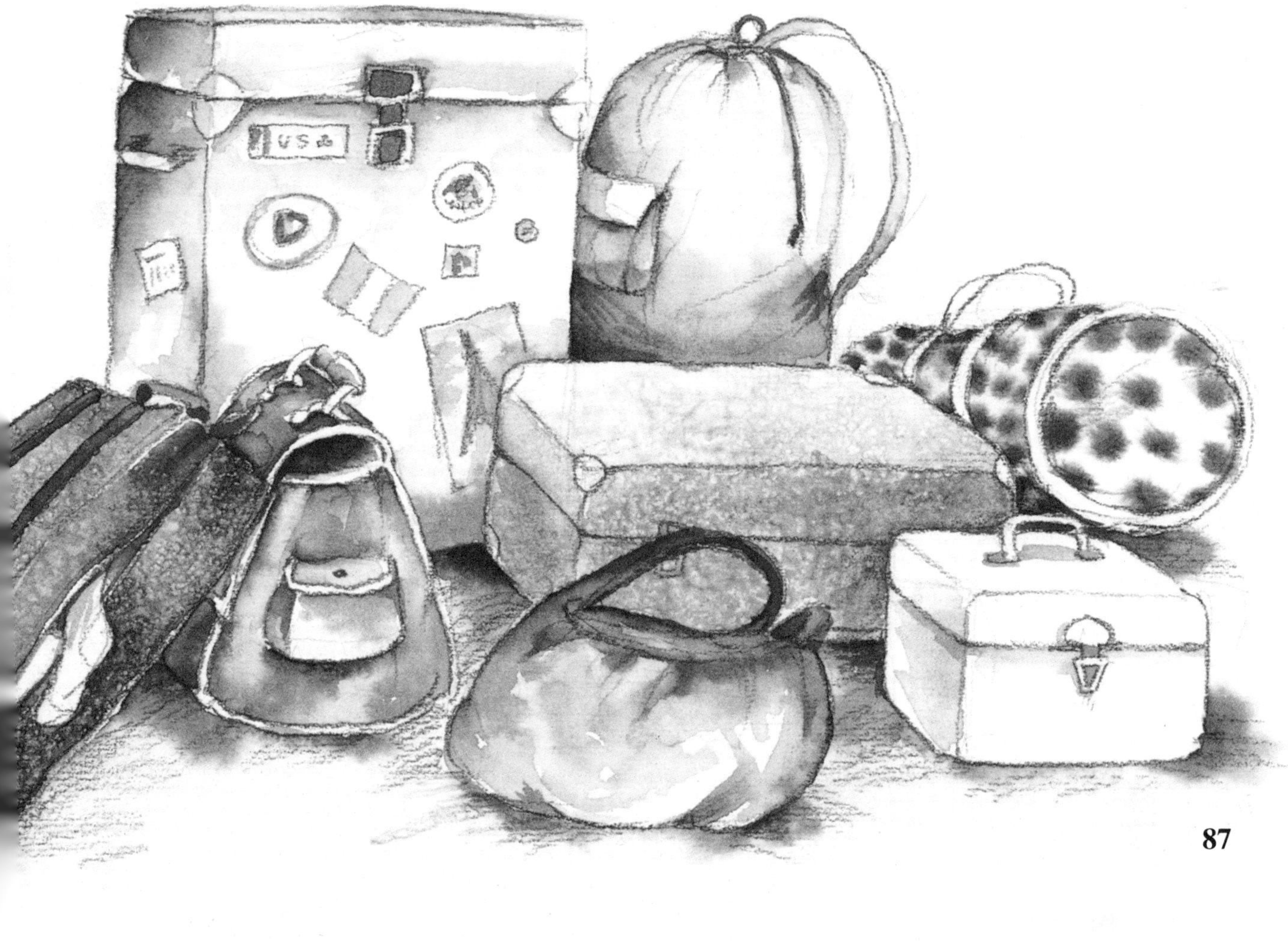

Versteckte Fratzen

Material: je Spieler ein Kissen, Glocke, Gong o.ä.

MitspielerInnen: 6 und mehr Personen

Alter: ab 3 Jahre

Jeder Mitspieler erhält ein Kissen. Wir stellen uns in einem engen Kreis auf, mit den Gesichtern zur Kreismitte.
Dann halten alle ihr Kissen vor's Gesicht und entwerfen dahinter eine „fürchterliche Fratze".
Auf ein vereinbartes Zeichen (Glocke/Gong) senken alle Spieler gleichzeitig ihre Kissen und präsentieren ihre Mimen.
Das Gelächter wird bestimmt sehr groß sein.

Variante:

Die Spielleitung kann auch Vorgaben für die Fratzen machen.

Bei nächsten Mal sehen wir:

- Wütende
- Verliebte
- Gelangweilte
- Alberne
- Hochnäsige
- Verängstigte
- Schüchterne
- Traurige
- Sehnsüchtige
- Neugierige
- Nervöse
- Sture

... Fratzen.

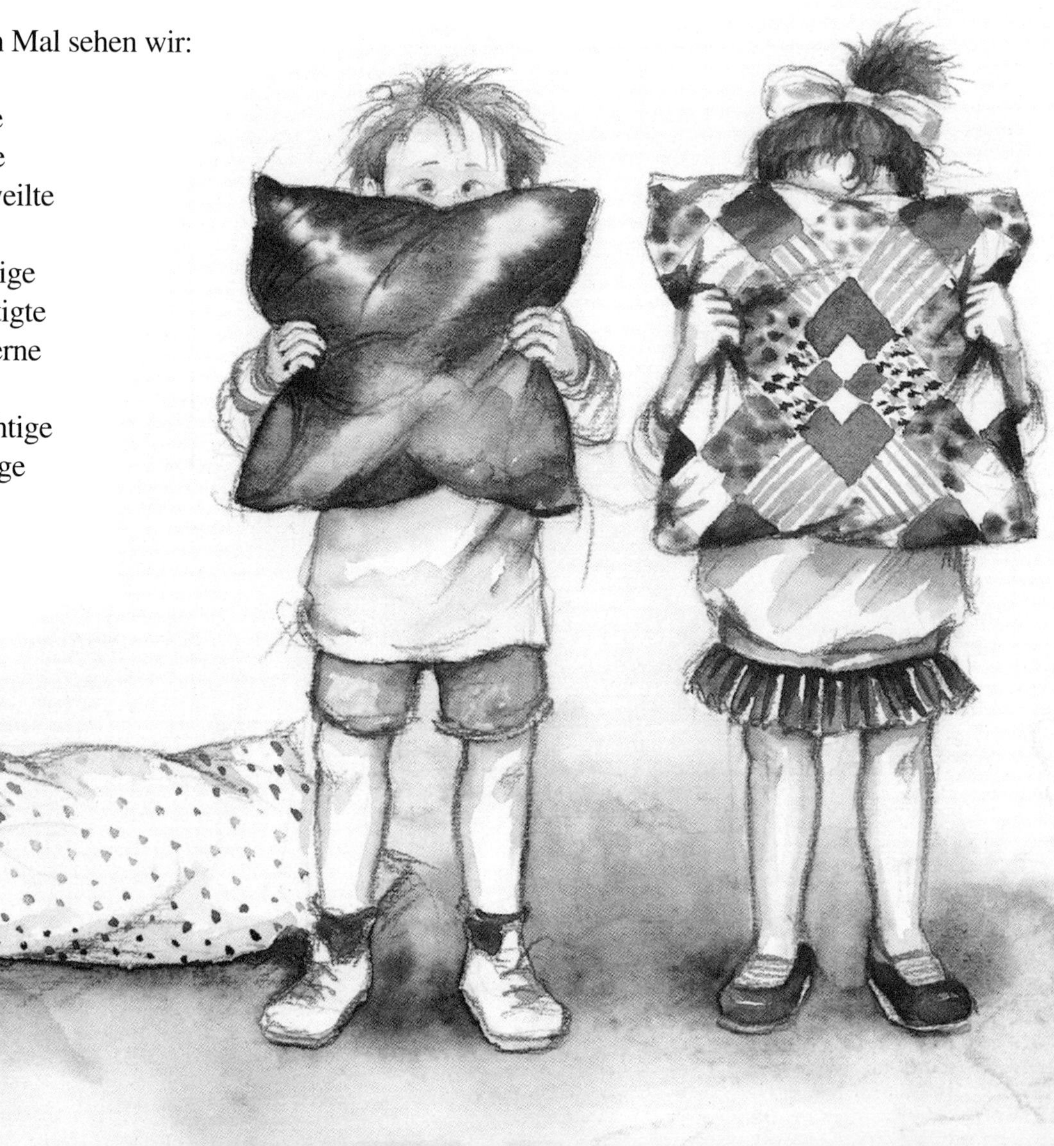

Tut mir leid, ich versteh Sie nicht!

Material: je Spieler ein Kissen

MitspielerInnen: 6 und mehr Personen **Alter:** ab 6 Jahre

Die Mitspieler werden in zwei Gruppen geteilt. Die eine Hälfte erhält pro Person zwei Kissen. Diese Spieler halten ihre Kissen nun an ihre beiden Ohren, so daß sie nichts mehr hören.
Die Spieler der zweiten Gruppe denken sich einen Satz aus, den sie den anderen übermitteln wollen, z.B. „Haben wir nicht herrliches Wetter heute?“ oder „Wußten Sie schon, bald ist Weihnachten?“
Hat sich die Gruppe auf einen Satz geeinigt, laufen alle Spieler durch den Raum. Dabei halten die „Schwerhörigen“ sich weiterhin ihre Kissen an die Ohren.
Die zweite Gruppe versucht, ihre Nachricht zu übermitteln. Dazu können sie mit Mitspielern der ersten Gruppe in Kontakt treten, sie anhalten und lautstark ihre Nachricht brüllen. Auch mit Mimik und Gestik darf gearbeitet werden. Hat ein „Schwerhöriger“ die Botschaft verstanden, so hebt er die Hand und darf raten. War die Antwort richtig, tauschen die Gruppen die Rollen.
Wurde falsch geraten, so läuft das Spiel weiter, bis der nächste Spieler den Satz verstanden hat.

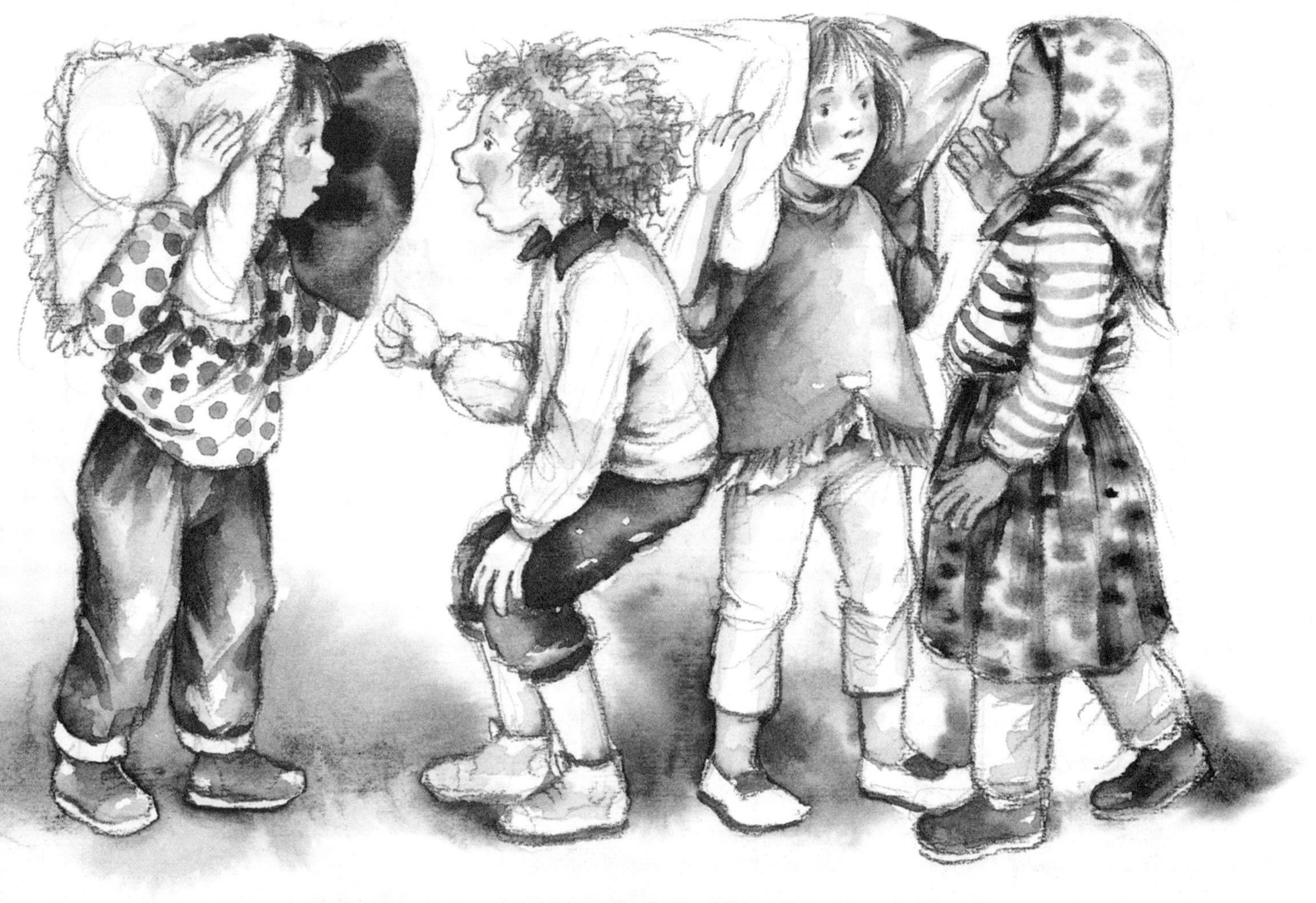

Hilfe, mein Kissen verfolgt mich

Material: je Spieler ein Kissen, Aufgabenzettel (siehe Spielbeschreibung)

MitspielerInnen: 8 und mehr Personen

Alter: ab 10 Jahre

Die Spielleitung bereitet Aufgabenzettel vor. Für jeden Mitspieler sollte ein Aufgabenzettel vorhanden sein.
Mögliche Aufgaben könnten sein:

- Du verehrst Dein Kissen wie einen Gott. Bringe andere dazu, ihn auch zu verehren und anzubeten.
- Dein Kissen ist Deine Geliebte. Doch Du bist sehr schüchtern.
- Dein Kissen ist eine duftende Rose, die Du jedem präsentieren möchtest.
- Dein Kissen ist eine klebrige Masse, von der Du Dich gerne befreien möchtest.
- Dein Kissen ist ein streunender „Köter“, der Dich verfolgt.
- Dein Kissen ist ein Wasserbett, das Dir große Probleme bereitet.
- Dein Kissen ist eine wunderschöne Südseemuschel, die Dir phantastische Dinge ins Ohr flüstert.
- Dein Kissen ist Dein Lehrer, der Dir eine „sechs“ gegeben hat.
- Dein Kissen ist „Hugo“, die Aufziehmaus, die immer wie verrückt losrast.

Jeder Mitspieler hat ein Kissen. Dann verteilt die Spielleitung die Aufgabenzettel.
Jeder hat eine kurze Probezeit zur Verfügung, um seine Aufgabe einzustudieren.
Anschließend stellen die einzelnen Spieler nacheinander ihre Situationen dar.
Die anderen dürfen raten, was dargestellt wird.

Variante:

Es können auch Aufgabenzettel für kleine Gruppen erstellt werden, die dann gemeinsam zur Darstellung gebracht werden.

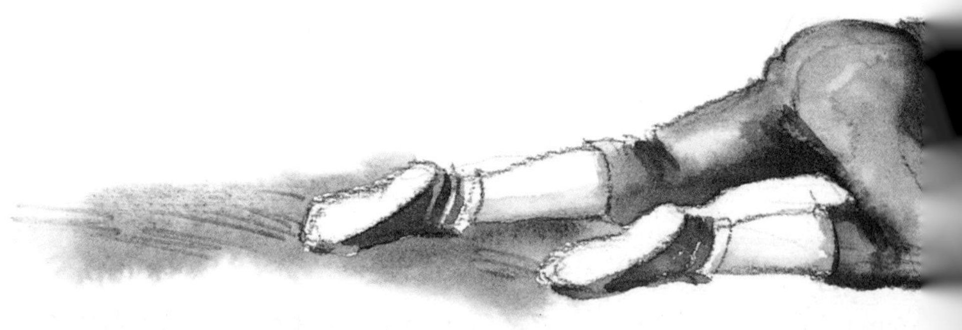

Darf ich vorstellen, das ist „Hugo“!

Material: je Spieler ein Kissen, Aufgabenzettel (siehe Spielbeschreibung)

MitspielerInnen: 8 und mehr Personen **Alter:** ab 10 Jahre

Ebenso wie im vorangegangenen Spiel „Hilfe, mein Kissen verfolgt mich!“ erhalten die Spieler jeweils einen Aufgabenzettel und ein Kissen. Es ist sinnvoll, die beiden Spiele hintereinander durchzuführen.
Nachdem die einzelnen Mitspieler ihre Situationen vor der Gruppe dargestellt haben, laufen nun alle mit ihrem Kissen durch den Raum und treten miteinander in Kontakt.
Sie spielen dabei weiterhin ihre zugeteilte Rollenbeschreibung. Jedoch können sie nun zum Beispiel anderen ihr Leid klagen, ihr Kissen versuchen, bei anderen loszuwerden. Der streunende „Köter“ wechselt vielleicht zu jemand anderem, einer versucht möglicherweise, die schöne duftende Rose zu stehlen u.s.w.
Der Phantasie sind keine Grenzen gesetzt.

Natürlich könnt Ihr Euch auch andere Aufgaben überlegen!

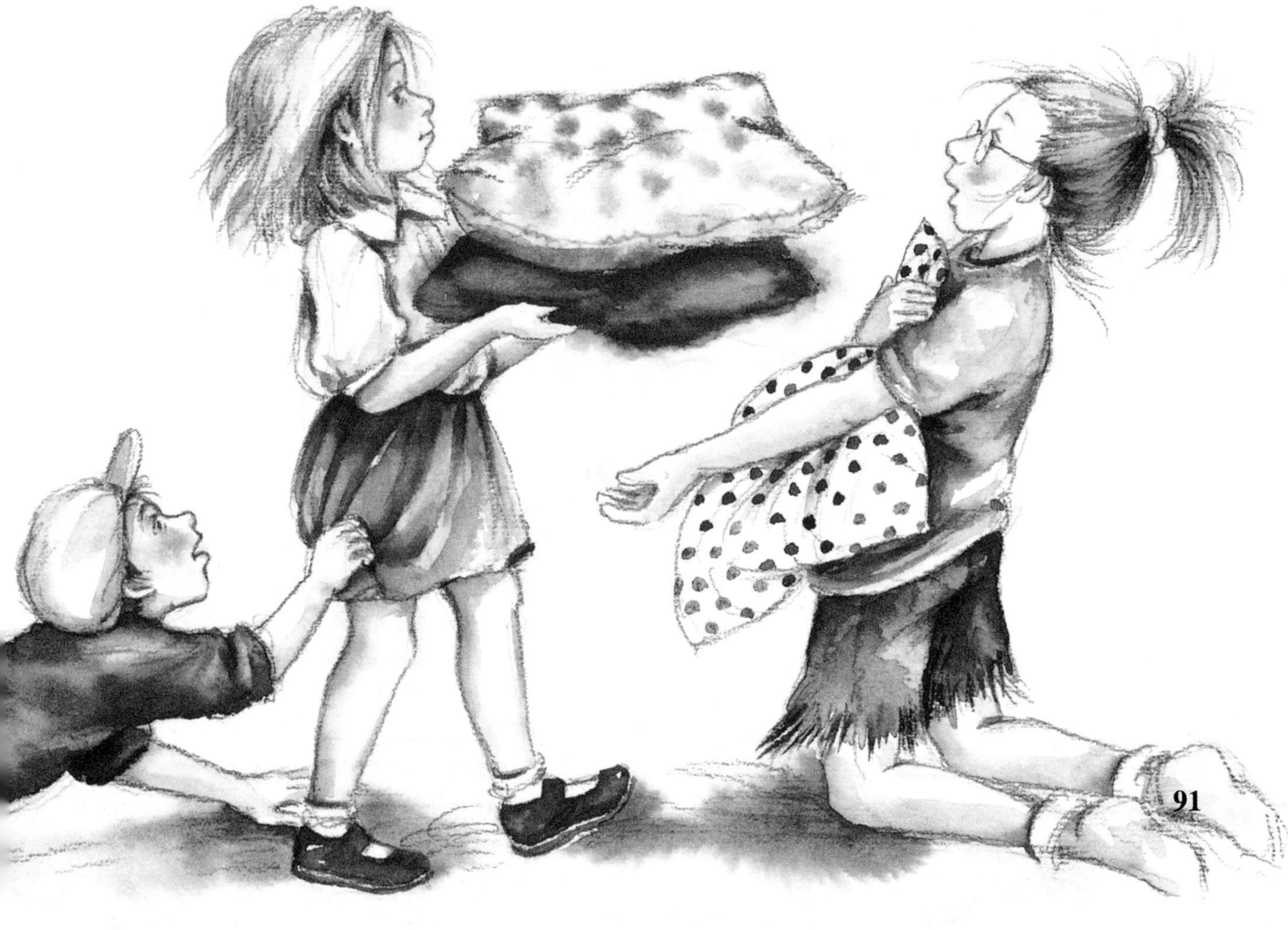

Literaturempfehlungen

Christian Büttner:	**Mit aggressiven Kindern leben** Beltz Verlag, Weinheim 1988
Andreas Flitner:	**Spielen Lernen** **Praxis und Deutung des Kinderspiels** Piper & Co. Verlag, 1992
Gusti Reichel:	**Lebendig statt brav** Ökotopia Verlag, Münster 1988
Verena Sommerfeld:	**Krieg und Frieden im Kinderzimmer** Rowohlt Taschenbuch Verlag, Reinbek 1991
Gusti Reichel u. a.:	**Bewegung für die Gruppe** Ökotopia Verlag, Münster 1987
Jürgen Fritz:	**Spielzeugwelten** Juventa Verlag, München 1989
Christian Büttner:	**Spiele gegen Streit, Angst und Not** Waldkircher Verlag, 1982
A. Breucker-Rubin u.a.:	**Kinder-Spielekartei** Ökotopia Verlag, Münster, 5. Auflage 1993
Marlies Beermann u.a.:	**Mini-Spielkartei** Ökotopia Verlag, Münster 1989
Marlies Beermann u.a.:	**Musik + Tanz Spielekartei** Ökotopia Verlag, Münster, 3. Auflage 1992
Ulrich Baer u.a.:	**Remscheider Spielkartei** Ökotopia Verlag, Münster, 1995
Wolfram Jokisch:	**Steiner Spielkartei** Ökotopia Verlag, Münster, 4. Auflage 1994
Dieter Schnack:	**Kleine Helden in Not** **Jungen auf der Suche nach Männlichkeit** Rowohlt Verlag, Reinbek 1990
Andreas Dutschmann:	**Aggressivität bei Kindern** Verlag modernes Lernen, Dortmund 1982